整形外科看護
The Japanese Journal of Orthopaedic Nursing
2024冬季増刊

細かい手順は ▶動画で確認！

整形外科の看護技術

◎ 成功のコツ・
✕ NGの理由（ワケ）

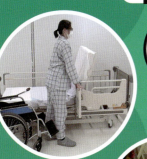
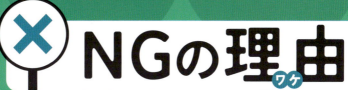
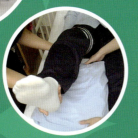
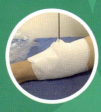

監修
小山友里江
北里大学健康科学部基礎看護学 教授

小林充弘
キッコーマン総合病院看護部／
日本運動器看護学会認定運動器看護師

JN218636

メディカ出版

監修のことば

相手のニーズに適したアプローチを行うために

整形外科の患者さんのケアというと、何か特別な技術が必要なのではないか、たぶんこれで合っていると思うけれど、いつまでもケアに自信がもてないという思いをお持ちの方も多いのではないでしょうか？　あるいはこれまでやってきているケアの内容をちょっと確認したいけれど、誰に聞いたらよいかわからないということもあるのではないかと思います。

この増刊号では、これまで整形外科を専門とする立場の方から、これまでの実践を通して蓄えられ効果をあげてきたケアについて、丁寧に解説いただきました。基本を押さえつつ、明日からの臨床実践に応用できるように構成しています。読んでいただくと、「こんなひと工夫もあるんだ！」ということが随所に散りばめられています。

川島みどり先生は、著書『看護の技術と教育』（勁草書房，2018）のなかで、技術について次のように述べています。

『なんとかしてあげたい、という素直な思いを原点にして、その思いをどのようにすれば達成できるかを考え、相手のニーズに適した看護的なアプローチを行うために必要なものが看護技術である。そして、「看護」と「看護でないもの」を分け、「専門職」とそうでないものを分けるのが「技術」である。』

1つひとつの項目に専門職の技が垣間見える内容になっています。本書を手に取られた方にとって、明日からのケアに1つでも役立つものであることを願ってやみません。

小山友里江

北里大学健康科学部基礎看護学 教授

整形外科ナースがずっと使える看護技術が満載！

整形外科看護は、骨折や関節疾患、脊椎疾患など、運動器系の疾患をもつ患者さんのケアを行う専門性の高い分野です。また患者さんの状態や治療内容によって、多岐にわたる看護技術が求められます。しかし、はじめて整形外科病棟に配属された看護師は、整形外科特有の看護技術や、患者さんの幅広い年齢層、全身の運動器が対象になるという守備範囲の広さに戸惑うことも多いと思います。

　そこで、本増刊号では基本的な看護技術を取り上げるとともに、患者さんの運動器障害ごとに項目を細かく分け、はじめて整形外科病棟に配属された看護師でも、これを見るだけで整形外科の看護技術がイメージでき、すぐに実践できるように企画いたしました。

　今回の増刊号の特長として、①図やイラスト、動画で看護のポイントが一目でわかる、②実際に現場で活躍するエキスパートならではの看護技術のコツがわかる、ことを目的に、北里大学健康科学部基礎看護学教授の小山友里江先生にご監修いただき、大学教員・認定看護師・臨床の現場で勤務されている看護師の皆さまに、それぞれの項目でわかりやすく執筆していただいたうえで、さらに実際の現場で活躍されている日本運動器看護学会認定運動器看護師（JSMNC）の皆さまに解説や臨床での要点（コツ）をまとめた動画や写真を作成していただきました。

　この1冊があれば、整形外科看護の基本的な技術を習得できるものと自信をもってお勧めできます。ぜひ手に取っていただき、皆さまの看護ケアの充実につながるよう願っています。

小林充弘
キッコーマン総合病院看護部／
日本運動器看護学会認定運動器看護師

整形外科看護 2024冬季増刊

整形外科の看護技術
◎成功のコツ・✕NGの理由

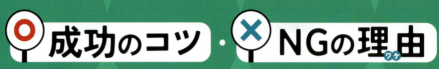

CONTENTS

2		監修のことば
6		執筆者一覧
8		WEB動画の視聴方法

1章　整形外科共通の看護技術

10	▶	01	DVT予防の看護：弾性ストッキングの着脱方法と観察項目
17	▶	02	DVT予防の看護：間欠的空気圧迫法
20		03	ドレーン管理と観察
26		04	貯血式（・回収式）自己血輸血の実施・観察
37		05	硬膜外麻酔の管理・観察

2章　骨折・外傷の看護技術

46		01	ギプス・シーネ固定時の看護
50		02	直達牽引の看護
55		03	介達牽引の看護
59	▶	04	創外固定の管理：消毒・観察のポイント
64		05	局所陰圧閉鎖療法（NPWT）
71		06	コンパートメント症候群の観察ポイント

3章　脊椎の看護技術

76	▶	01	頚椎装具の着脱：ビスタカラー
80		02	頚胸椎装具着用時のケア：ハローベスト
83	▶	03	胸腰椎装具の着脱：軟性コルセット・硬性コルセット

88	▶ 04	脊椎術後のポジショニング・体位変換：頚椎術後・胸腰椎術後
91	05	脊椎術後の移乗：頚椎術後・腰椎術後
94	06	頚椎術後の食事介助
98	07	脊椎術後の清潔介助：清拭・シャワー浴
102	08	脊椎術後の排泄介助
105	09	術後合併症の観察ポイント（硬膜外血腫、髄液漏）

4章　上肢の看護技術

112	▶ 01	肩関節外転装具の着脱
122	▶ 02	肩関節術後の清潔援助：清拭・入浴
126	▶ 03	肩関節術後のポジショニング・体位変換
130	▶ 04	上肢（肘から手）術後の清潔援助
135	05	上肢（肘から手）術後のADL指導：食事介助・更衣
140	06	上肢（肘から手）術後のポジショニング
145	07	疼痛管理の看護

5章　下肢の看護技術

150	▶ 01	THA後のポジショニング・体位変換
157	02	下肢術後・THA後の移乗：ベッド⇔車椅子
165	03	下肢術後・THA後の移乗：車椅子⇔トイレ
169	04	THA後の清潔援助
175	05	下肢術後・THA後の排泄介助
181	06	THA後のADL指導
185	▶ 07	膝関節装具の着脱：金属支柱付き膝装具
193	08	膝関節術後のベッド上リハビリテーション指導
202	▶ 09	CPM訓練
208	10	歩行介助の看護：歩行器歩行
215	11	歩行介助の看護：松葉杖歩行

| 222 | 索引 |

執筆者一覧

監修

小山友里江　北里大学健康科学部基礎看護学 教授

小林充弘　キッコーマン総合病院看護部／日本運動器看護学会認定運動器看護師

執筆

1章	松尾佳苗	北里大学看護学部臨床看護学 助教
1章 01, 02	一條久美	東北大学病院看護部／日本運動器看護学会認定運動器看護師
1章 04	南谷要子	元・おおさかグローバル整形外科病院／日本運動器看護学会認定運動器看護師
2章 01〜03	三浦麻奈	埼玉石心会病院救急外来／救急看護認定看護師
2章 01	石橋高博	麻生総合病院看護部／日本運動器看護学会認定運動器看護師
2章 02, 03	小林充弘	キッコーマン総合病院看護部／日本運動器看護学会認定運動器看護師
2章 04	岩間 潤	東海大学医学部付属病院看護部／感染管理認定看護師
2章 05, 06	北川柚香	北里大学看護学部基礎看護学 助教
3章 01〜04	椿 美智博	北里大学看護学部臨床看護学 講師
3章 01, 03〜05, 07〜09	佐野玉美	熊本整形外科病院看護部／日本運動器看護学会認定運動器看護師
3章 05, 07, 08	中嶋彩紀子	元・横浜市立大学附属市民総合医療センター看護部初療室
3章 06, 4章 05	尾崎万記	東海大学医学部付属病院看護部高度救命救急センター／摂食・嚥下障害看護認定看護師

3章 09	上條翔矢	北里大学看護学部基礎看護学 助教
4章 01	大胡田匡詞	都留市立病院リハビリテーション科 作業療法士
4章 02～04	熊谷奈穂	北里大学看護学部基礎看護学 助教
4章 02～04	櫻井久美子	新上三川病院看護部／日本運動器看護学会認定運動器看護師
4章 06，07	小山友里江	北里大学健康科学部基礎看護学 教授
4章 06	岡本亜希	北里大学健康科学部看護学科 助手
5章 01～03	飯田智恵	北里大学看護学部基礎看護学 講師
5章 01～05	馬渡美香	船橋整形外科病院看護部／日本運動器看護学会認定運動器看護師
5章 04，05	片岡大己	東京医療保健大学立川看護学部看護学科基礎看護学 助手
5章 06	田中るみ	北里大学看護学部臨床看護学 助教
5章 07，10，11	野崎健太	都留市立病院リハビリテーション科 理学療法士
5章 08，09	清水大輔	都留市立病院リハビリテーション科 理学療法士

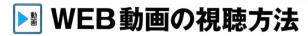
WEB動画の視聴方法

本書の動画マークのついている項目は、WEBページにて動画を視聴できます。以下の手順でアクセスしてください。

■メディカID（旧メディカパスポート）未登録の場合

メディカ出版コンテンツサービスサイト「ログイン」ページにアクセスし、「初めての方」から会員登録（無料）を行った後、下記の手順にお進みください。

https://database.medica.co.jp/login/

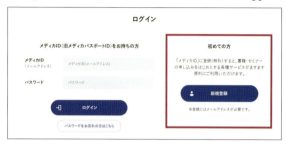

■メディカID（旧メディカパスポート）ご登録済の場合

①メディカ出版コンテンツサービスサイト「マイページ」にアクセスし、メディカIDでログイン後、下記のロック解除キーを入力し「送信」ボタンを押してください。

https://database.medica.co.jp/mypage/

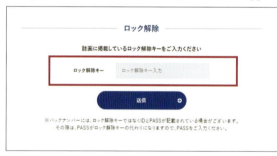

②送信すると、「ロックが解除されました」と表示が出ます。「動画」ボタンを押して、一覧表示へ移動してください。

③視聴したい動画のサムネイルを押して動画を再生してください。

ロック解除キー　seikei_24_winter

＊WEBページのロック解除キーは本書発行日（最新のもの）より3年間有効です。有効期間終了後、本サービスは読者に通知なく休止もしくは終了する場合があります。

＊ロック解除キーおよびメディカID・パスワードの、第三者への譲渡、売買、承継、貸与、開示、漏洩にはご注意ください。

＊図書館での貸し出しの場合、閲覧に要するメディカID登録は、利用者個人が行ってください（貸し出し者による取得・配布は不可）。

＊PC（Windows / Macintosh）、スマートフォン・タブレット端末（iOS / Android）で閲覧いただけます。推奨環境の詳細につきましては、メディカ出版コンテンツサービスサイト「よくあるご質問」ページをご参照ください。

1章

整形外科共通 の看護技術

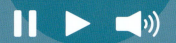

▶動画

01 DVT 予防の看護：弾性ストッキングの着脱方法と観察項目

北里大学看護学部臨床看護学 助教 **松尾佳苗**（まつお・かなえ）
東北大学病院看護部／日本運動器看護学会認定運動器看護師 **一條久美**（いちじょう・くみ）

DVT を予防しよう!

　深部静脈血栓症（deep vein thrombosis：DVT）とは、深部静脈内に血栓が生じる状態をいいます。この血栓が静脈血流に乗って肺動脈を閉塞すると、肺血栓塞栓症（pulmonary thromboembolism：PTE）となります。予防方法は①基本的予防法、②理学的予防法、③薬物的予防法の3つに大別されており、それぞれの予防法を単独で使用もしくは併用します。

　弾性ストッキングと間欠的空気圧迫法 1章02 は理学的予防法に分類され、下肢を機械的に周囲から圧迫することで下肢の静脈血うっ滞を軽減・予防し、また静脈血を心臓まで返すことができます。

　しかし、弾性ストッキングを使用した圧迫法は、圧迫圧が強ければより効果を発揮するというものではありません。適切な圧迫圧を得るために正しい採寸とサイズの選定、装着方法を知っておきましょう。

　また、圧迫療法が禁忌あるいは注意が必要な病態などもあります 表 。

表 圧迫療法の禁忌・注意例（文献1をもとに作成）

圧迫療法の一般的禁忌・警告（例）	①重度の動脈血行障害（CLI、バージャー病、ショック、循環不全など） ②重症心不全、高度心機能低下（肺水腫、下肢の広範な心原性浮腫） ③重症の静脈血栓症（二次的に動脈注入が阻害され、虚血症状を示す）（有痛性白股腫、有痛性青股腫、静脈性壊死） ④重篤な肺血栓塞栓症が危惧されるDVT[*1] ⑤重度の感染性急性炎症（感染性静脈炎、化膿性静脈炎、重症蜂窩織炎、壊死性筋膜炎など） ⑥適用部位の急性外傷や急性コンパートメント症候群（血管損傷、神経損傷など） ⑦適用部位の極度の変形[*2] ⑧製品の素材に対する過敏症やアレルギー
注意を要する病態ほか	心疾患、腎疾患、肝疾患、糖尿病、高血圧症、末梢血管疾患、末梢神経障害、皮膚疾患、感染症、腹水・胸水、四肢麻痺・変形、高齢者など

＊1：IPC は、DVT 存在下、DVT の既往が疑われる場合も禁忌
＊2：包帯圧迫法は可能

準備物品一覧

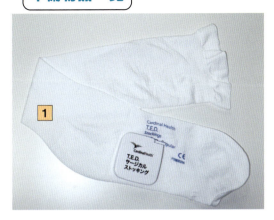

1. 弾性ストッキング
○ メジャー
○ フットスリップ

弾性ストッキング装着時の注意点

　圧迫圧が強すぎたり、適切に装着できていない（ずれ、しわ、くびれなどがある）場合には、下肢や足部に不適切な圧迫が加わって、皮膚障害（発赤、水疱、発疹、かぶれなど）を起こすことがあるのでしっかりと観察をしましょう 図1、2。

　これらの皮膚障害は適切な対処をすることで改善しますし、今後悪化しないようなら弾性ストッキングの装着を継続することは可能です。

　しかし、時には皮膚潰瘍や壊死など皮膚障害だけではなく血行障害をともなうことや、腓骨神経麻痺などの神経障害を起こすことがあります。このような場合はすぐに使用を中止します。

　弾性ストッキングなどの圧迫療法は、常に刺激が加わっている状態なので皮膚のケアと観察

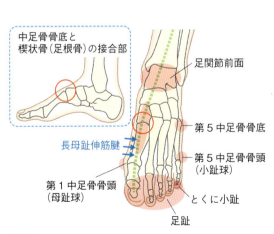

図1 弾性ストッキングによる足部の皮膚障害好発部位

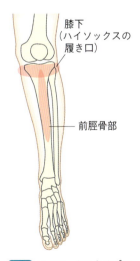

図2 ハイソックスタイプによる下腿の皮膚障害好発部位

が重要です。皮膚障害の予防のために、弾性ストッキングを装着する前に皮膚の観察をし、保清や保湿、皮膚の状態によっては保護をしましょう。装着後も1日1回以上は履き直し、継続して皮膚の観察とスキンケアを行うことが大切です。

　弾性ストッキングが履けない、サイズが合わないなどの場合、弾性包帯を代用することもあります。また、フットスリップをストッキング着用前に装着することで、そのまま滑らせるように履くことが可能になります。

 動画でチェック！

履き方

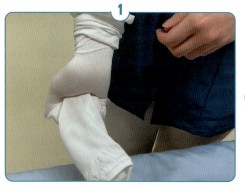

1. 弾性ストッキングの中に手を入れ、内側からかかと部分を握る。

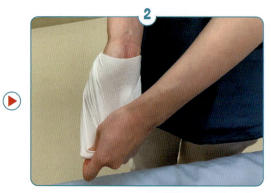

2. かかと部分を握ったままで手を引き抜き、ストッキングをかかと部分まで裏返す。

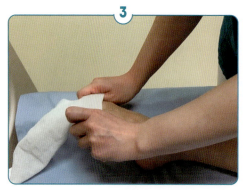

3. 裏返した状態のまま、履きこみ口を広げ、足先からかかとまでストッキングを履く。

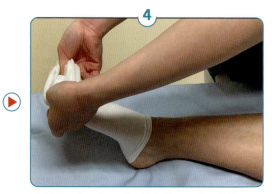

4. 親指をストッキングに差し込み、表に返す。

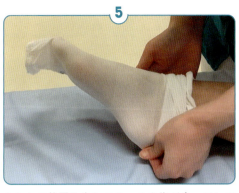

かかとの位置を合わせる。つま先が余っていても、かかとの位置がしっかりと合っていることが大切。

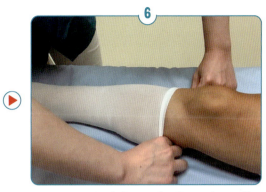

ストッキングの上縁から手を入れ、半円を描くように動かしながら膝の裏まで上げる。

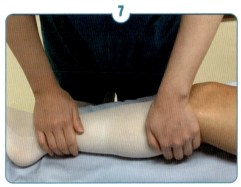

しわがある場合は手のひらでなでるようにして伸ばす。

イラストでチェック！

フットスリップを使用した装着方法

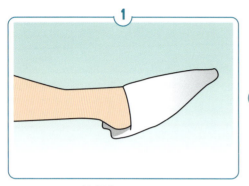

フットスリップを足先にかぶせる。

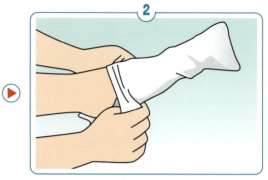

裏返したかかと部分を両手で横に広げ、つま先からかかと付近まで装着する。

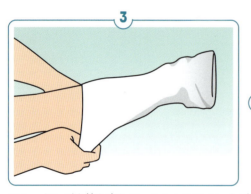

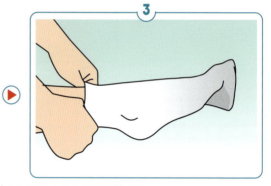

ストッキングを持ち直して、かかとをすくい上げるようにくぐらせて装着する。

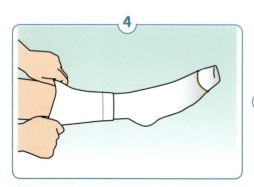

残りの裏返しの生地を、少しずつ表に返しながら（生地を四肢に置いていくような感じで）、膝窩から1～2cm下まで装着する。

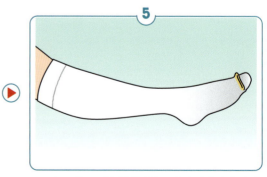

フットスリップを取り出してしわやねじれを直し、圧力のムラができないよう、全体の生地を均等にならす。

脱がせ方

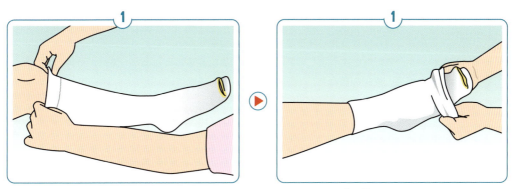

両手でストッキングの履き口をつかみ、裏返しながら、ゆっくりと引き抜く。

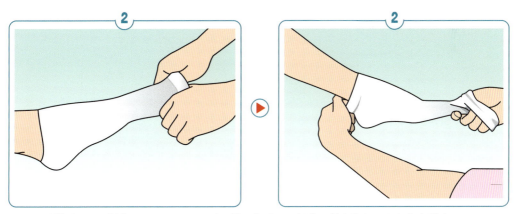

かかとが脱ぎにくい場合は、ストッキングの折れ曲がりの部分に指を入れ、かかとを外す。

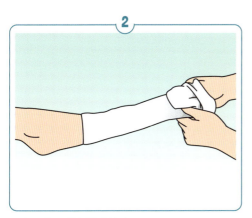

ストッキングを引き抜く。

失敗の理由

弾性ストッキングが正しく装着できていないと、患者さんが苦痛を感じるだけではなく、血流のうっ滞、皮膚障害、血行障害や神経障害を引き起こす可能性があります。弾性ストッキングによるずれやしわ、くびれがないよう正しく装着し、定期的に観察しましょう。また、不具合がある場合には、その都度、皮膚の観察をし、正しく装着し直しましょう。

①引き上げ過ぎによる上端の折り返しや丸まり

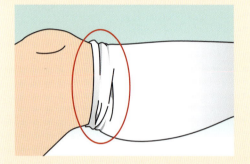

②引き上げ過ぎによるかかと部分の位置ずれ

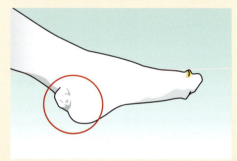

③ずれや引き上げ不足による足首のしわ

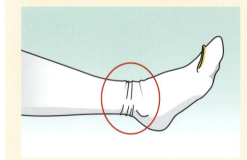

④モニターホールから足先が出ている、またはまくれ上がっている

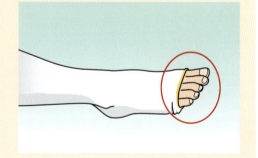

引用・参考文献
1) 安達麻衣ほか."弾性ストッキングの着脱".いちばん使える整形外科ならではの看護技術.萩野浩編.整形外科看護秋季増刊.大阪,メディカ出版,2020,15.

02 DVT予防の看護：間欠的空気圧迫法

北里大学看護学部臨床看護学 助教　**松尾佳苗**（まつお・かなえ）
東北大学病院看護部／日本運動器看護学会認定運動器看護師　**一條久美**（いちじょう・くみ）

はじめに

　間欠的空気器圧迫法とは、一定の間隔で足の裏や下腿を空気圧迫することで、下肢にたまった静脈血を押し上げる方法です。

　下肢に巻いたカフが圧迫されることで筋肉や静脈を圧迫し、静脈還流を促進させ、血栓の形成を防止する目的で行います。しかし、深部静脈血栓症（DVT））、下肢の動脈血行障害、コンパートメント症候群、蜂窩織炎のある（もしくは既往）患者さんには禁忌ですので注意してください。医師の指示で術中から使用を開始し、離床ができるようになると使用を中止します。

準備物品一覧

○　カフ・フットポンプ

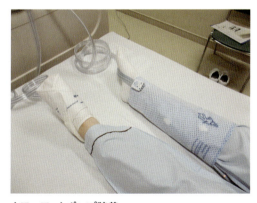

カフ・フットポンプ装着

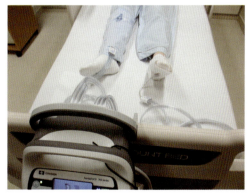

カフ・フットポンプ装着

動画でチェック！

使用手順（フットポンプの例）

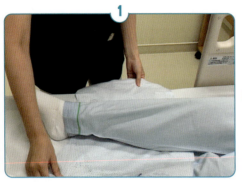

スリーブの上下に注意して下腿の下にスリーブを置く。スリーブは膝裏からかかとまでの長さに合っているか確認する。

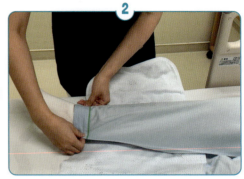

病衣の上にスリーブを巻く場合は、病衣にしわができないように伸ばす。

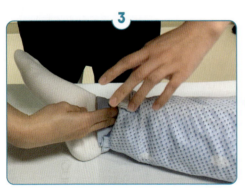

スリーブと脚の間に、指が縦に2〜3本入る程度のきつさになるように巻く（両側の脚）。

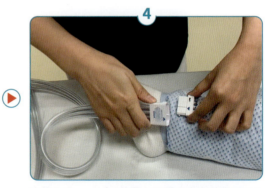

本体のチューブの位置と下腿の方向が同じになるようにチューブを接続する。

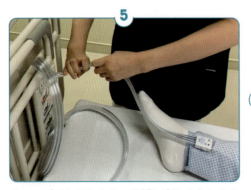

チューブがねじれたり、下腿に当たらないように整理する。

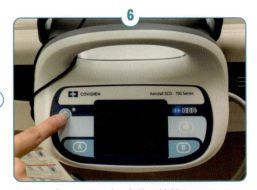

スリーブ、チューブ、本体が接続されていることを確認して本体の電源ボタンを押す。

成功のコツ！

- **利点**
  - 出血リスクが高いなど、薬物療法が困難な患者さんにも使用できる
  - 下肢の自動運動が不可能な場合でも下肢の静脈還流を促せる
- **欠点**
  - チューブでつながれているために動きにくくなり、早期離床を妨げる可能性がある
- **注意点**
  - スリーブがゆるくないか、またはきつくないか
  - 疼痛やしびれがないか
  - 皮膚トラブルがないか
  - 空気が漏れていないか
  - チューブで足が動かしにくくなっていないか、引っ張られていないか
  - アラームが鳴っていないか、鳴っている場合は原因は何か

引用・参考文献
1) 肺血栓塞栓症／深部静脈血栓症（静脈血栓塞栓症）予防ガイドライン作成委員会編．肺血栓塞栓症／深部静脈血栓症（静脈血栓塞栓症）予防ガイドライン．https://www.medicalfront.biz/html/06_books/01_guideline/．（2024年10月閲覧）．
2) 日本循環器学会ほか合同研究班編．肺血栓塞栓症および深部静脈血栓症の診断，治療，予防に関するガイドライン：2017年改訂版．東京，日本静脈学会，2018，93p．

03 ドレーン管理と観察

北里大学看護学部臨床看護学 助教 **松尾佳苗** (まつお・かなえ)

ドレーンの目的およびドレナージの分類

　整形外科では術後にドレーンが挿入されることがあります。ドレーンとは液体や気体が貯留しないよう排出するため体腔内などに留置する管のことをいいます。おもに血腫の形成を防ぐためや、出血や滲出液を排液して感染を予防するために挿入されます。また排出された血液や滲出液などの変化を経時的に観察することで、異常の早期発見につながります。術後の出血、滲出液や関節液などを有効に排出するため、留置部位や使用されるドレーンはさまざまです。

　ドレナージとは体腔内に貯留した液体や気体を体外に排出することをいい、病態や治療法によって目的が異なります。整形外科では術後の出血や滲出液を排出する目的で使用されることが多く、これは予防的ドレナージと呼ばれます。排液量や性状など、異常の早期発見のために用いられるのが情報的ドレナージです。これら以外に貯留した血液や膿、滲出液を排出する目的で用いられる治療的ドレナージがあります。術後に予防的ドレナージとして二次的な感染を予防する目的で使用されていたものが、治療的ドレナージに役割を変えることがあります。

　血腫によって疼痛が増強されたり、ドレーン挿入部からの感染や排液ルートからの逆行性感染が起こったりする可能性があるため、ドレナージには適切な管理や観察が重要です。

ドレーンの種類と観察ポイント

　整形外科では開放式のペンローズドレーンや閉鎖式の J-VAC®ドレーン、SB バックドレーンを使用することが多いです。それぞれの観察ポイントを 表 にまとめています。

　開放式ドレーンは閉鎖式ドレーンと比べて、外気に触れるため逆行性感染を生じるリスクが高くなります。

　ドレーン挿入中はチューブの固定やゆるみの有無、自然抜去・自己抜去がないかは共通の観察事項です。またドレーンチューブが挿入されていることで苦痛を与えていないか、心理的な負担はないかなども合わせて観察しましょう。

表　開放式ドレーンと閉鎖式ドレーンの観察ポイント

	観察ポイント
開放式ドレーン	・ドレーン排液の性状（量、色、においなど） ・ガーゼ汚染の程度 ・縫合糸の有無
閉鎖式ドレーン	・ドレーン排液の性状（術直後から血性→淡血性→漿液性と変化） ・排液量の増減 　血性の排液が100mL/時以上ではないか　【術後出血や縫合不全の可能性】 　排液が急激に減少していないか　【閉塞の可能性！】 ・ドレーン挿入部周囲の皮膚状態 　1. 熱感の有無 　2. 発赤の有無 　3. 腫脹の有無　【感染徴候】 　4. 疼痛の有無、程度 　5. ドレーン挿入部周囲のガーゼ汚染の有無 　6. ドレナージ部末端側の皮膚色・しびれの有無 　7. 動脈触知困難

 イラストでチェック！

ドレーンの管理

準備物品一覧

開放式ドレーン

ペンローズドレーン

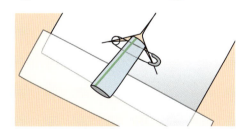

・ドレーン挿入部に滅菌ガーゼが当たっているか
・清潔操作でガーゼ交換などの処置を行っているか
・ドレーンからの排液をガーゼが吸収しているか
・ドレーン挿入部が直接圧迫されていないか
・縫合糸がゆるむ、または切断されていないか

閉鎖式ドレーン

SBバックドレーン

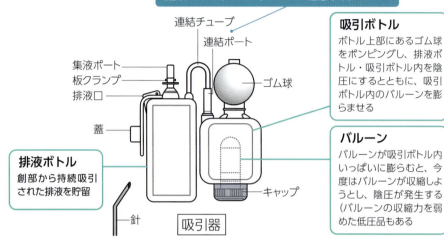

閉塞予防のためにミルキングを行うことがあるが、その際に過度に行うと、チューブの内腔がつぶれ、破損してしまうことがあるので、注意する。

吸引ボトル　ボトル上部にあるゴム球をポンピングし、排液ボトル・吸引ボトル内を陰圧にするとともに、吸引ボトル内のバルーンを膨らませる

バルーン　バルーンが吸引ボトル内いっぱいに膨らむと、今度はバルーンが収縮しようとし、陰圧が発生する（バルーンの収縮力を弱めた低圧品もある）

排液ボトル　創部から持続吸引された排液を貯留

- ドレーンチューブが屈曲、圧迫、ねじれ、閉塞していないか
- ドレーンの接続部が外れていないか
- ドレーンバッグの位置は適切か
- 指示された圧にドレーンが設定されているか
- 板クランプが開放されているか

排液方法

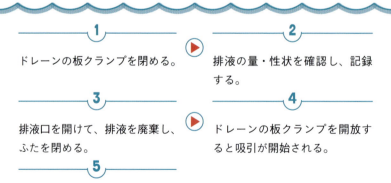

1. ドレーンの板クランプを閉める。
2. 排液の量・性状を確認し、記録する。
3. 排液口を開けて、排液を廃棄し、ふたを閉める。
4. ドレーンの板クランプを開放すると吸引が開始される。
5. ゴム球を押し、排液が流出していることを確認する。

準備物品一覧

J-VAC® ドレーン

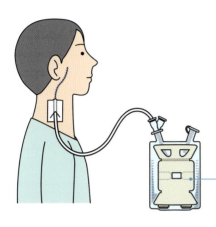

- ドレーンチューブが屈曲、圧迫、ねじれ、閉塞していないか
- ドレーンの接続部が外れていないか
- ドレーンバッグの位置は適切か
- 指示された圧にドレーンが設定されているか

> ドレーンバッグ中央に指を置いて、カチッと音がするまで押し込むことで、陰圧をかけることができる。

排液方法

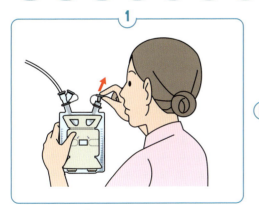

1 排出口キャップを開ける。

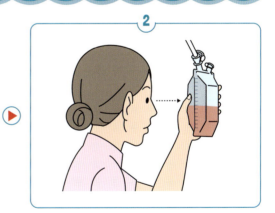

2 排液の量・性状を確認し、記録する。

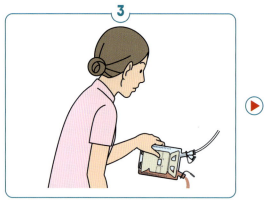

排液を廃棄する。

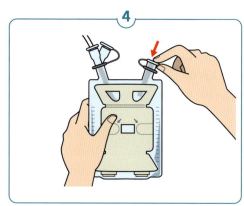

アルコール綿でキャップを拭き、キャップを閉じる。

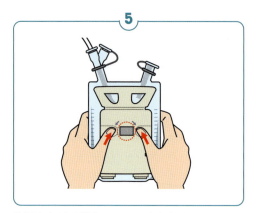

陰圧をかける場合にはロックをかける。

CBC ドレーン

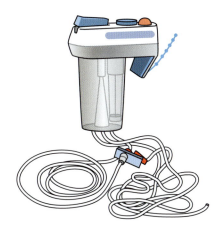

- 術後出血が多いことが予測される場合に使用されることがある。
- 手術創から血液を吸引し、リザーバーに回収された血液の組織片や脂肪などを除去し、返血することがある。
- 返血は自己血輸血 1章04 の要領で行う。
- 医師から吸引圧の指示があるので、圧がしっかりかかっているのか確認する。

引用・参考文献
1) 萩野浩編．整形外科ナースならここまでやる！いちばん使える 整形外科ならではの看護技術．整形外科看護秋季増刊．大阪，メディカ出版，2020，256p.
2) 吉川孝子ほか編．写真でわかる整形外科看護アドバンス．山元恵子監．東京，インターメディカ，2018，159p.
3) 三重大学医学部附属病院．ドレーン管理．大阪，メディカ出版，2021，126p.（先輩ナースの書きこみがぜんぶのってる！コツぶっくす）．
4) 中村美鈴ほか編．特定行為に役立つ臨床に活かせるドレーン＆チューブ管理マニュアル 改訂第2版．永井秀雄監．東京，学研メディカル秀潤社，2019，304p.

04 貯血式（・回収式）自己血輸血の実施・観察

北里大学看護学部臨床看護学 助教 **松尾佳苗**（まつお・かなえ）

元・おおさかグローバル整形外科病院／日本運動器看護学会認定運動器看護師 **南谷要子**（みなたに・ようこ）

自己血輸血

　自己血輸血はその名のとおり、自身の血液を輸血することです。一方、同種血輸血は他者の血液を輸血する、一般的に「輸血」といわれている方法で、臓器移植の一種です。同種血輸血では免疫学的反応や感染症のリスクがあり、具体的には同種免疫反応や移植片対宿主病（GVHD）、免疫抑制作用、各種の輸血後感染症（ウイルス感染症、細菌感染症、寄生虫感染症、そのほかの病原体など）が挙げられます。これらの同種血輸血によるリスクを避ける目的で自己血輸血が実施されるようになりました。自己血輸血の種類は大まかに分類して貯血式、回収式、希釈式の３種類があり 表 、その約９割が貯血式ですが、症例により単独または併用することがあります。

なぜ貯血するのか

　変形性膝関節症などは手術中に出血リスクが高く、輸血しなければいけない可能性が高くなります。一般的な輸血療法には一度発症すると致命的な感染症などの問題があり、近年、献血者の HIV（ヒト免疫不全ウイルス）抗体検査陽性者数の増加や少子高齢化による血液供給量の不足も予測されています。そのため、あらかじめ自己血貯血をすることで対応することが望まれています。

表 自己血の種類

貯血式自己血輸血	術前に自己血を採血して保存。手術時に輸血
回収式自己血輸血	術中、術後に術野から出血した血液を吸引器などで回収し、本人に返血
希釈式自己血輸血	全身麻酔導入後、手術開始直前に自己血を採血して人工膠質液を輸注。術中または手術終了前後に返血

同種血輸血の問題点とは

- ・ABO 血液型不適合輸血（異型輸血）
- ・ABO 血液型以外の不適合輸血（RH 式など）
- ・非溶血性輸血副作用
- ・アレルギー反応、アナフィラキシー反応、発熱
- ・輸血関連急性肺障害（transfusion related acute lung injury：TRALI）
- ・輸血後移植片対宿主病（GVHD）
- ・輸血後感染症（肝炎、AIDS〔後天性免疫不全症候群〕）
- ・輸血手技による副作用（保管温度など）

自己血輸血のメリット・デメリット

メリット

- ・輸血後感染症や GVHD を防止できる
- ・同種免疫抗体の発生を防止できる
- ・輸血副作用を医療従事者が再認識できる
- ・手術時の出血量を軽減できる
- ・患者さんが医療に参加することで、病気と闘う意識を高める
- ・術後血栓症が減少する

デメリット（貯血式の場合）

- ・VVR（血管迷走神経反応）発生率が高い
- ・自己血採血時の細菌汚染の発症率が高い
- ・返血時の取り違え事故が起こる可能性がある
- ・実施時の手技が確立されておらず、バッグ内に血液凝固や溶血などが起こることがある。

自己血輸血の適応と禁忌

適応

- ・循環血液量の 15％以上の出血など、輸血が必要と考えられる場合

- 全身状態が良好で緊急を要しない手術
- まれな血液型や不規則抗体がある場合
- 患者さんが自己血輸血の利点を理解し、協力できる場合

■ **実施指針** [1]

- Hb：11.0g/dL 以上が原則
- 1 回採血量の上限は 400mL
- 採血間隔は原則 1 週以上
- 初回採血の 1 週前から鉄剤投与

禁忌 [1]

- 全身的な細菌感染および①〜⑦のような感染の疑いがある患者さん
  - ①治療を必要とする皮膚疾患や露出した感染創がある
  - ②発熱している（平熱時より 1℃以上高熱あるいは 37.2℃以上）
  - ③下痢がある
  - ④抜歯後 72 時間以内である
  - ⑤抗菌薬服用中である
  - ⑥ IVH（中心静脈栄養）施行中である
  - ⑦ 3 週間以内に麻疹・風疹・流行性耳下腺炎を発病した
- 不安定狭心症の患者さん
- 中等度以上の大動脈弁狭窄症（AS）の患者さん
- NYHA（New York Heart Association：ニューヨーク心臓協会）心機能分類Ⅳ度の患者さん

貯血が決定した患者に対して行うこと

貯血が決まった患者さんに対して、貯血前後の生活指導を行います 図1 。

```
採血前日
・十分に睡眠をとる
```

```
採血当日
・食事をきちんととる
・常用薬はいつもどおりに服用する
・激しい運動・労働はしない
```

```
採血後
・水分を十分にとる
・激しい運動や労働、および飲酒は避ける
・原則として採血後の車の運転は避ける
・採血後2時間以内の入浴は避ける
・自己血採血後の最初の排尿は、男性も座位で行う
・帰宅途中や帰宅後にも遅発性VVR様症状発生の可能性を説明する
```

図1 採血日前後のスケジュール

一歩進んだ看護のワザ！

以下のことも伝えましょう。
・気分が悪くなったら横になって安静にする
・採血時にトラブルがあった場合には、入浴やシャワーは避ける
・帰宅途中、帰宅後に気分が悪くなるなどの問題があったら、担当の医師か看護師に連絡する

準備物品一覧

自己血貯血の物品

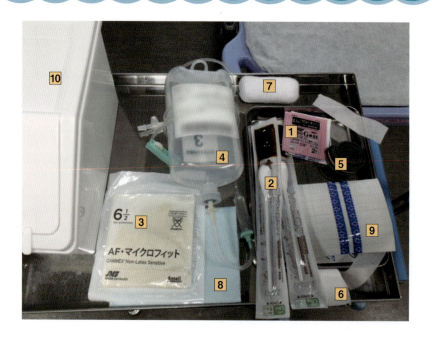

1	消毒用エタノール綿
2	10%ポビドンヨード（プッシュ綿棒）
3	滅菌手袋
4	生理食塩水と点滴セット
5	圧迫止血用結束バンド
6	サージカルテープ
7	リハビリボール
8	吸水マット
9	サージット®
10	廃棄ボックス

- 駆血帯
- ローラペンチ
- チューブシーラー
- 採血機
- テストチューブ
- 自己血保存袋
- 採血バッグ
- 滅菌ガーゼ
- 注射器 2mL
- 清拭用タオル
- ペアン

※このほかにも、急変時に対応できるよう、救急カート、心電図モニター、血圧計、酸素吸入、吸引を準備しておく。

自己血貯血当日：実施前

1

- **問診と全身状態の観察**
- ・当日の問診とバイタルサイン、採血結果で自己血貯血が可能か再確認
- ・感冒症状の有無、下痢や発熱の有無の観察

貯血依頼票を用いて貯血前の確認
（医師と自己血輸血看護師）
- ・患者氏名・ID　・診療科
- ・血液型　　　　・採血量
- ・自己血の製剤種（全血・凍結・MAP＋クリオシール®）
- ・採血バッグ
- ・採血機の設定
- ・患者さんの全身状態、検査データ
- ・自己血輸血ラベル
- ・アレルギーの有無

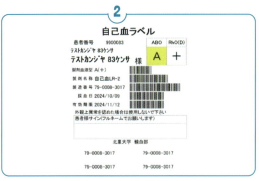

- **自己血輸血ラベルの記入**

氏名、ID、生年月日、血液型、採血日、採血量、有効期限、診療科を確認後、本人署名欄に患者さん本人が氏名を記入する。

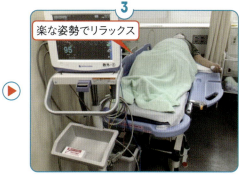

- **採血**

採血専用の場所で採血するようにする。また清潔で静かな環境で、患者さんがリラックスした状態で行う。

④

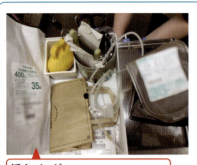

採血バッグ
採血針と補液用の側管（2Way）付きでかつ回路の閉鎖性があるものを使用
※マスターガード（針刺し事故防止装置）付き

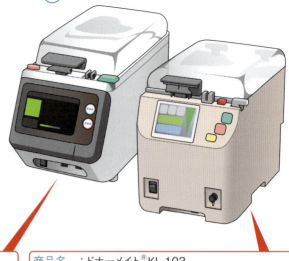

商品名	：ヘモクイック®AC-185
特徴	：回転式による混和
表示	：採血残量表示
採血状態	：血流量インジケーター表示、緑／黄／赤で表示

商品名	：ドナーメイト®KL-103
特徴	：3次元揺動による混和でバッグ内の血液と抗凝固薬がよく混ざり合う。タッチパネル操作
表示	：重量表示
採血状態	：緑／黄／赤で表示（画面全体の色表示）

⑤

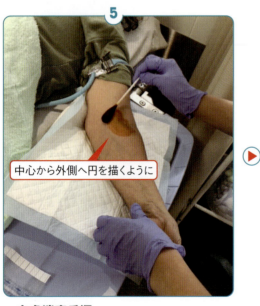

⑥

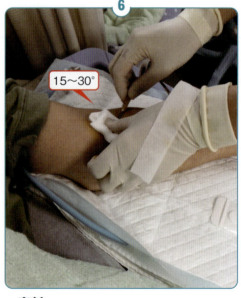

● **皮膚消毒手順**

・70％イソプロパノールまたは消毒用エタノールを使用し、十分に拭きとる。
・10％ポビドンヨードを使用し、穿刺部位を中心にして円を描くようにして広めに消毒する。
・穿刺部位が十分に乾燥したことを確認する。

● **穿刺**

・原則として、プラスチック留置針や翼状針による採血は避け、側管（2way）付きの金属針で採血する。
・針先の切り口を上にして、穿刺予定部位の1cmほど手前から血管の走行に合わせて15〜30°の角度で刺入する。

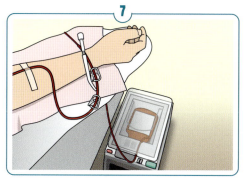

● 貯血開始

採血バッグは穿刺部位から40〜50cm下方に置き、血液バッグの抗凝固薬と血液を常に混和する。

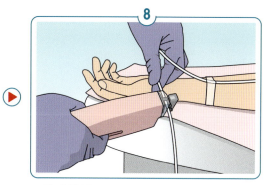

● 貯血終了

ハンドシーラー（推奨）を使用してチューブをシールする。

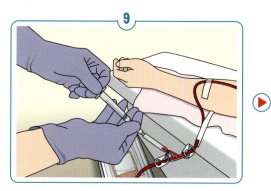

● 輸液開始

採血バッグを切離し、10〜20分かけて採血相当量の補液を採血バッグの側管から行う。

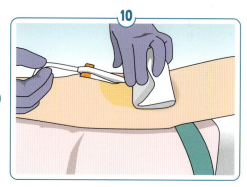

● 抜針後

抜針後5〜10分間圧迫止血する（抗血小板薬やワルファリンまたは抗凝固薬服用患者は20分間程度）。

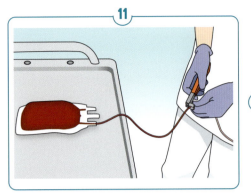 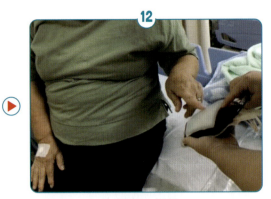

- **採血バッグチューブのミルキング**

  ローラペンチでチューブをバッグに向かってしごき、チューブ内の血液とバッグの血液を十分混和させる。2〜3回繰り返し行う。

- **採血バッグの確認と保管**

  ・採血終了後、自己血依頼伝票と患者さんの名前を確認し、自己血保管袋に自己血とテストチューブを入れて保管する。
  ・輸血部門の自己血専用保冷庫で患者さんごとに照合させて保管し、頻回に外観検査を行う。
  ・保管中は、週1回程度、血液バッグを撹拌することが望ましい。

 成功のコツ！

■ **貯血時の観察ポイント**
  ・血管迷走神経反射（VVR）
  ・穿刺時神経損傷
  ・穿刺後の皮下出血および血腫
  ・不均衡症候群
  ・穿刺時動脈損傷

■ **輸血終了時の注意点**
  ・VVR症状の出現やバイタルサインに変動がないか確認する
  ・とくにVVRが出現しやすい若年者、低体重者、初回採血者は注意
  ・VVRが出現したら即座に採血を中止し、頭部を下げ、下肢を挙上する。必要なら補液や硫酸アトロピン、昇圧薬を投与する
  ・すぐに起き上がるとめまいや気分不快を起こす可能性があるので、顔色や患者さんの自覚症状に注意し、ゆっくり起き上がってもらう
  ・立位でふらつきやめまいがないことを確認する

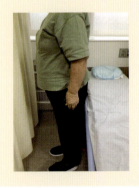

自己血返血の手順

出庫前に患者検体と自己血のセグメント検体の交差適合試験（主試験）、あるいは両者のABO血液型を確認します。

出庫

■ **確認事項**
- 氏名・生年月日・患者ID番号
- 血液型・血液製剤の有効期限
- 血液製剤の外観（色調、凝固、破損の有無）
- 自己血を持ち出す際には、複数のスタッフで確認します。

外観異常のチェック

溶血、凝固、細菌汚染による変色、バッグの破損など、外観異常の有無 図2 。

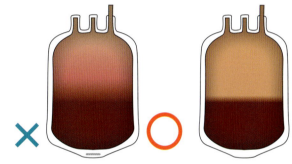

図2 溶血の外観チェック

輸血時の注意

患者さんと血液製剤の確認は、同種血輸血時の場合と同様に5分、15分、終了時に行います。

大凝集塊の対処法

自己血でも白血球を核とした大凝集塊（マクロアグリゲート）を形成することがあります 図3 。赤血球製剤同様に対処が必要となります。

1. 血液バッグを冷蔵庫から取り出した後、手で適度に混和します。

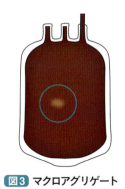

図3 マクロアグリゲート

2. 混和した後、血液バッグを横にするか逆さにしたままで約5分間静置します。
3. 静置した後、血液バッグを横にするか逆さにした状態で輸血セットにつなぎます。
4. 点滴スタンドに吊り下げるときは、大凝集塊が排出口に移動しないよう少し傾けます。

CBCドレーンからの返血方法

①輸血準備：医師の指示を確認します。
②エプロン・マスク・フェイスシールド・手袋を装着します。
③指示量を確認します。
④吸引圧を0にします。
⑤ドレーン側のチューブをクランプします。
⑥返血バッグをリザーバーの底面より下に保ちます。
⑦必要量までバッグの中に入れます。
⑧返血バッグからリザーバーのチューブをクランプします（この際、リザーバー内は50～100mL残留します）。
⑨リザーバーから返血バッグに血液をため終えたら、返血バッグまでのルートをクランプの下から切り、キャップをつけます。
⑩輸血フィルターを装着します。
⑪返血バッグは下から空気を出すようにして血液を輸液フィルターに通します 図4 。
⑫輸液フィルターから滴下筒に血液をためます 図4 。
⑬血液がたまったら、クランプを閉めます 図4 。
⑭その後は通常の輸血と同じ手順となります。

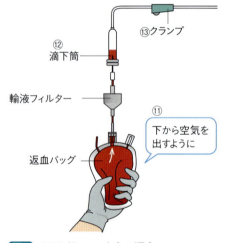

図4 CBCドレーンからの返血

引用・参考文献

1) 日本自己血輸血・周術期輸血学会. 貯血式自己血輸血実施指針（2020）予定手術を行う成人を対象とした原則. https://www.jsat.jp/jsat_web/down_load/pdf/cyoketsushikijikoketsushishin_2020.pdf
2) 日本赤十字社ホームページ. 関連用語集. https://www.jrc.or.jp/mr/relate/glossary/
3) 高杉沙織. 自己血輸血：メリット・デメリット、適応・禁忌、手順など. ナース専科. https://knowledge.nurse-senka.jp/500912
4) 学会認定・臨床輸血看護師制度 カリキュラム委員会 編. 看護師のための臨床輸血 第3版. 東京, 中外医学社, 2022, 144p.
5) 脇本信博. 実践・輸血マニュアル：自己血輸血から輸血療法全般の理解を求めて. 大阪, 医薬ジャーナル社, 2012, 255p.
6) 安達麻衣ほか. "整形外科全般での看護技術". いちばん使える 整形外科ならではの看護技術. 萩野浩編. 整形外科看護秋季増刊. 大阪, メディカ出版, 2020, 14-59.

05 硬膜外麻酔の管理・観察

北里大学看護学部臨床看護学 助教　松尾佳苗（まつお・かなえ）

はじめに

　硬膜外麻酔（epidural anesthesia）とは、脊髄の周囲にある硬膜外腔に局所麻酔薬や麻薬を注入して脊髄が支配している神経を麻痺させ、痛みを抑える麻酔方法です。硬膜外腔とは脊髄を包む硬膜とその外側にある脊柱管の間にあるスペースです 図1 。穿刺部位は頚部（cervical：頚椎）、胸部（thoracic：胸椎）、腰部（lumbar：腰椎）、仙骨部（sacral：仙椎）と分けられており、それぞれの脊髄神経の英語の頭文字と、脊椎の椎間孔から1対ずつ出ている神経の数によって番号が付けられています 図2 。

　硬膜外麻酔のみで手術を行う場合もありますが、全身麻酔や脊髄くも膜下麻酔と併用して手術する場合もあります。手術の際には硬膜外腔にカテーテルを挿入して持続的に薬剤投与を行うことが可能なため、術後の疼痛コントロールにも用いられます。

　整形外科領域では人工関節置換術などの術後に疼痛を強く訴えることが想定されるため、下肢の神経支配をつかさどる腰部硬膜外麻酔が多く使用されます。

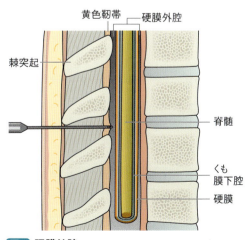

図1 硬膜外腔

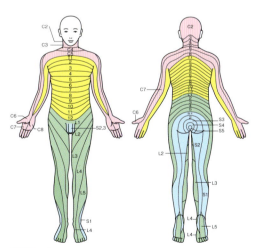

図2 デルマトーム（皮膚分節）

硬膜外麻酔のメリット

・筋肉弛緩作用により、手術がスムーズに行える
・カテーテルを用いて持続的に薬剤投与ができるため、長時間手術にも対応できる
・脊髄神経が支配する範囲（分節）の疼痛を消失あるいは軽減できる
・術後疼痛を効果的に緩和することができる
・術後合併症（とくに呼吸器合併症と消化器合併症）のリスクが低下する

　硬膜外麻酔は手術がスムーズに遂行できるだけではなく、術中の出血量を減少させます。術後の合併症や術後疼痛のリスクを減らせることが大きなメリットです。術後の痛みが効果的に軽減できれば、早期の離床や歩行が可能となり、さらに術後合併症のリスクが減少していきます。

禁忌

　以下に該当する場合には硬膜外麻酔は禁忌となります。
・患者さんが拒否している
・穿刺時の協力が得られない
・穿刺部位の皮膚に感染徴候が認められる
・頭蓋内圧亢進状態
・感染症、敗血症がある
・出血や脱水で循環血液量が減少している
・出血傾向、あるいは抗凝固薬・抗血小板薬が投与されている

　これらは硬膜外膿瘍や硬膜外血腫のリスクが上がるため、とても危険です。

硬膜外麻酔で使用する薬剤

　硬膜外麻酔で使用される薬剤は局所麻酔薬とオピオイドです。

局所麻酔薬 表1

　整形外科領域で硬膜外麻酔が使用される場合は、術後疼痛が想定されているため、ロピバカインやレボブピバカインを選択します。これらは①作用持続時間が長い、②神経毒性や心毒性が低い、③感覚神経遮断作用に比べて運動神経遮断作用が弱いからです。とくに③は分離神経遮断効果が高いともいわれ、この効果が高いと早期離床を妨げにくく、硬膜外血腫などの合併

表1 局所麻酔薬（文献1を参考に作成）

局所麻酔薬	商品名	濃度（%）	効果発現時間（分）	効果持続時間（分）
リドカイン	キシロカイン®	2	15	80〜120
メピバカイン	カルボカイン®	2	15	90〜140
ブピバカイン	マーカイン®	0.5〜0.75	20	165〜225
ロピバカイン	アナペイン®	0.75〜1.0	15	140〜180
レボブピバカイン	ポプスカイン®	0.5〜0.75	15〜20	150〜225

症の早期発見にもつながります。

　局所麻酔薬の副作用として、**下肢の知覚鈍麻（力の入れにくさ、しびれ）**、交感神経を麻痺させることでの**血圧低下、発熱、尿閉**が起こることがあります。**血圧低下**は起こりやすく、とくに循環血液量が減少している場合には重篤な低血圧になることがあります。このような副作用が出現した場合には、輸液を付加することや昇圧薬を投与することで対応しますが、硬膜外麻酔の流速を下げる、または中止することもあります。

オピオイド鎮痛薬 表2

　局所麻酔薬と併せて使用することで、局所麻酔薬の鎮痛効果を高め、効果持続時間が長くなり、局所麻酔薬の投与量や濃度を減らすことができます。

　硬膜外麻酔に使用するおもなオピオイドはモルヒネとフェンタニルです。

オピオイドによる副作用とその対処法

・呼吸抑制 → 拮抗薬ナロキソンの投与
・悪心・嘔吐 → ドロペリドールの少量投与やメトクロプラミドの投与
・掻痒感 → 抗ヒスタミン薬の投与（持続する場合はほかの副作用対処法を用いることもある）
　共通の対処法として硬膜外麻酔の流速を下げる、もしくは中止して対応することがあります。局所麻酔薬の副作用出現時と同様に、想定していたが投与されない場合には疼痛コントロールが十分にできなくなる可能性があります。

硬膜外麻酔の合併症

　おもな合併症には以下のようなものがあり、とくに硬膜外血腫と硬膜外膿瘍は注意が必要です。

表2 オピオイド鎮痛薬（文献1を参考に作成）

	鎮痛効果			副作用		
	発現時間（分）	持続時間（時間）	範囲	呼吸抑制	悪心・嘔吐	掻痒
モルヒネ	30〜60	12〜20	広い	早発・遅発	多い	多い
フェンタニル	5〜10	2〜4	狭い	早発	少ない	少ない

・神経損傷
・麻酔薬中毒
・偶発的硬膜穿刺
・硬膜穿刺後頭痛
・麻酔薬アレルギー
・**硬膜外血腫**
・**硬膜外膿瘍**

硬膜外血腫

　頻度は少ないですが、硬膜外針やカテーテルの挿入・抜去の際に血管が傷つけられると出血が起こる可能性があります。出血が止まらず血腫となって脊髄を圧迫し、進行性の背部痛や神経支配領域の感覚麻痺や運動神経麻痺が起こることがあります。症状発症から8時間以上経過すると完全に回復することが困難となるので、血腫が認められる場合の多くは外科的な治療を行います。カテーテル留置中は神経学的徴候の有無、とくに下肢筋力の低下の有無を4時間ごとに観察し、カテーテル抜去後24時間まで継続する必要があります。

　凝固系に異常がある場合や抗凝固薬・抗血小板薬を使用している場合は、硬膜外血腫の発生リスクが高くなるので注意が必要です。カテーテル挿入時だけではなく、抗凝固薬使用予定あるいは使用中の不用意なカテーテル抜去は血腫形成を招きかねません。カテーテル抜去が予定されている場合には、使用中の抗凝固薬が中断されているか、中断されてから十分な時間が空いているか確認しましょう。また抜去後も神経症状の観察が必要です。

硬膜外膿瘍

　穿刺やカテーテル留置中に発熱、背部痛、カテーテル刺入部の発赤や圧痛がある場合には硬膜外膿瘍を疑います。これらの症状以外にも麻痺、根性痛、局所の圧痛、膀胱直腸障害、感覚異常、項部硬直、意識障害を呈することがありますが、硬膜外に注入した鎮痛薬によって症状が隠れてしまい、早期発見できなくなってしまうことがあります。治療には抗菌薬を使用し、麻痺など神経症状が進行している場合には外科的な処置をすることもあります。

　糖尿病やステロイド使用中など免疫抑制状態やカテーテルの長期留置はリスク因子であり、硬膜外麻酔の穿刺時だけではなく、留置後も継続的に挿入部位の観察と患者さんの自覚症状に注意し、早期発見に努める必要があります。

硬膜外麻酔（鎮痛）管理・観察

　術中から挿入された硬膜外カテーテルに、局所麻酔薬やオピオイドが入った薬液ポンプを接続し、術後も持続的に薬液を注入して疼痛コントロールを行います。以下に観察ポイントと薬液ポンプの管理について要点をまとめます。

カテーテル刺入部とカテーテルの観察 図3

■ 刺入部からの出血

　出血していた範囲を記録し、出血が持続する場合にはガーゼなどで圧迫止血が必要です。

■ 刺入部の発赤・腫脹・疼痛

　感染の可能性があります。

■ 刺入部からの薬液漏れ

　持続する場合、硬膜外腔から抜けている可能性があります。カテーテルの屈曲によるものかもしれません。

■ カテーテルの誤抜去・接続外れ

　発汗などによる固定テープの剥がれやカテーテルと薬液ポンプの接続外れの有無を確認します。接続部はテープなどで固定することもあります。カテーテルが何 cm で挿入されているかも併せて確認しましょう。

痛みの評価と感覚・運動評価

■ 痛みの評価

　NRS（numerical rating scale；数値評価スケール）や、VAS（visual analogue scale；視覚的アナログスケール）などのスケールで評価します。鎮痛効果が不十分な場合には、薬剤の追加投与や他の鎮痛薬を併用することも考慮します。

■ 下肢の感覚（左右差、しびれ）・運動障害の有無

　原因としては、①局所麻酔薬の濃度や投与量の影響と、②硬膜外血腫や膿瘍などの合併症によるものがあります。硬膜外麻酔の減量や中止をして症状の変化を観察し、症状が治まらない場合には診断のために緊急 MRI 検査が必要となります。

薬液ポンプの管理

・薬液ポンプの残量の確認
・指示どおりの薬液が投与されているか

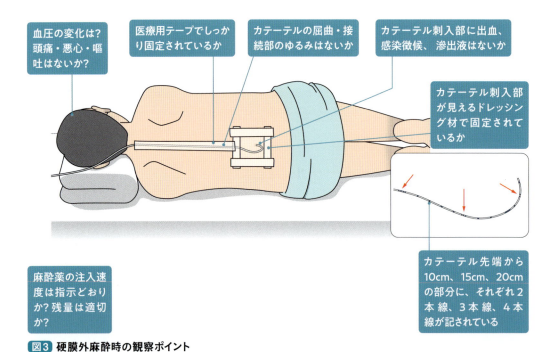

図3 硬膜外麻酔時の観察ポイント

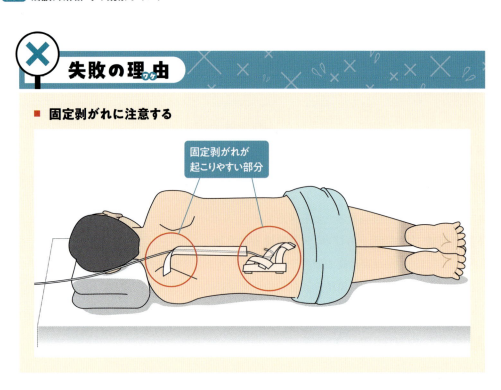

✕ 失敗の理由

■ 固定剥がれに注意する

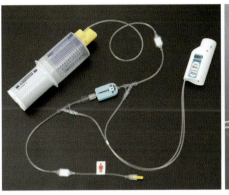 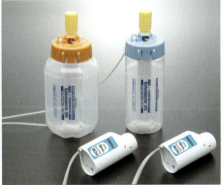

図4 PCAポンプ
左：クーデック® シリンジェクター®、右：クーデック® バルーンジェクター®
いずれも大研医器株式会社より許諾を得て掲載

自己調節鎮痛法（patient-controlled analgesia：PCA）

　痛みは患者さん自身にしかわからない感覚です。そのため患者さんが痛みを感じたときに、患者さん自身がボタンを押して自ら鎮痛薬を投与できる方法です。硬膜外麻酔を使用するPCEA（patient-controlled epidural analgesia）と、静脈から投与するIV-PCA（intravenous patient-controlled analgesia）があります 図4 。PCA専用ポンプは、①持続投与量（ボタンを押さなくても自動的に薬剤が投与される量）、②ボーラス投与量（ボタンを押したときのみ薬剤が注入される量）、③ロックアウト時間（1度ボタンを押した後、一定時間間隔が空かないとボタンを押しても薬剤が注入できない）が設定できます。
　PCAを使用した際には硬膜外麻酔投与の副作用と同じように血圧低下や循環変動が起こりやすいので、患者にも使用の際の注意点として指導する必要があります。

引用・参考文献
1) 日本麻酔科学会・周術期管理チーム委員会編著. 周術期管理チームテキスト：第4版. 神戸, 日本麻酔科学会, 2020, 821p.
2) 安達麻衣ほか. "整形外科全般での看護技術". いちばん使える整形外科ならではの看護技術. 萩野浩編. 整形外科看護秋季増刊. 大阪, メディカ出版, 2020, 14-59.
3) 宮本いずみほか. 硬膜外麻酔・脊髄くも膜下麻酔時に使用する薬剤と介助の方法. オペナーシング. 37（6）, 2022, 570-1.

2章 骨折・外傷の看護技術

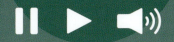

01 ギプス・シーネ固定時の看護

埼玉石心会病院救急外来／救急看護認定看護師　**三浦麻奈**（みうら・まな）
麻生総合病院看護部／日本運動器看護学会認定運動器看護師　**石橋高博**（いしばし・たかひろ）

準備物品一覧

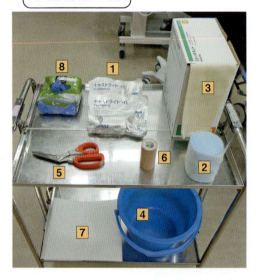

1. ギプス包帯（デルタキャスト®、オルソグラス®）固定部位に合わせた種類・サイズを選択する
2. ギプス用下巻き包帯（オルテックス®、オルソラップ®）
3. 綿チューブ包帯（ストッキネット®）
4. 水を入れたバケツ（水温は25℃以下で準備）
5. ギプスカット用はさみ
6. 医療用テープ
7. 処置用シーツまたは防水シーツ
8. ディスポーザブル手袋

 写真でチェック！

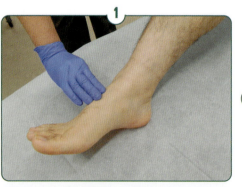

1
患者さんへギプス固定の必要性を説明する。患肢を露出し、皮膚の状態、動脈の触知を確認し、固定後の状態変化を評価できるようにする。

2
疼痛に配慮しながら、固定部位の清拭を行う。必要なら固定部位に合わせて着脱しやすい衣服へ更衣をする。
▶ ギプス・シーネ固定をした後は制限が多くなるため、固定する前に清拭や更衣などを済ませておく。

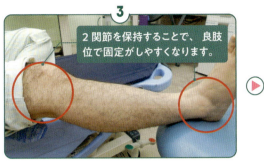

2関節を保持することで、良肢位で固定がしやすくなります。

処置用シーツを敷き、固定部位のポジショニングを行う。安定して保持しやすい位置を選択する。

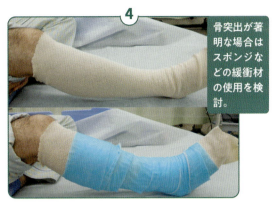

骨突出が著明な場合はスポンジなどの緩衝材の使用を検討。

医師が固定部位へ綿チューブ包帯をかぶせ、ギプス用下巻き包帯を巻く。たるみ・しわができないよう注意し、患部より長めにかぶせる。

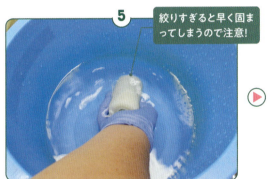

絞りすぎると早く固まってしまうので注意！

ギプス包帯をバケツの水に5〜10秒程度浸し、軽く水分を絞ったら、形を整え医師へ渡す。指先の痕がつくと巻きにくくなってしまうため、手掌で転がすように形を整える。

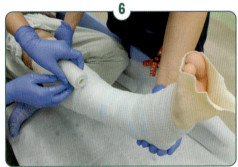

医師がギプス包帯を巻いている間、患肢を挙上し良肢位で保持する。
ギプスが固まるまでは不安定なため、患肢が保持しやすい安楽な姿勢にポジショニングする。硬化のときの発熱で患部が温かくなること、固まるまでは動かないよう患者さんに説明する。

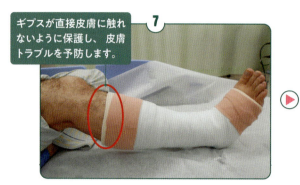

> ギプスが直接皮膚に触れないように保護し、皮膚トラブルを予防します。

ギプスが固まったら、ギプスの両端の下巻き用包帯をギプスの外側に折り返し、テープで固定する。

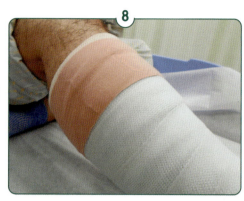

弾性包帯でギプス全体を保護する。ギプスの硬化には発熱をともなうため、必ずギプスが冷えたことを確認してから包帯を巻く。

失敗の理由

保持の仕方が不安定な場合、良肢位で固定がしにくくなります。また、不安定な支え方は患者さんの疼痛も増強します。必ず2関節を保持し、ギプスが固まるまで患肢を安定させましょう 図1 。

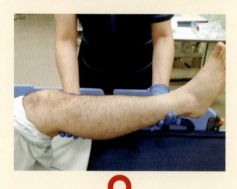
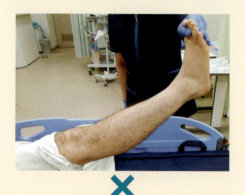

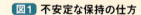

図1 不安定な保持の仕方

成功のコツ！

ギプス・シーネ固定による二次障害で多いのは、循環障害、神経障害、感染、皮膚トラブルです。固定後は観察できる範囲が限られるため、固定前に患部を観察しておくことも大切です。また、受傷後は炎症や浮腫により腫脹し、固定直後よりもギプスによる圧迫が強くなることに注意が必要です。

■ 循環障害

患肢末梢の爪や皮膚の色、冷感、浮腫、疼痛、CRT（毛細血管再充満時間）、動脈触知の有無を観察します。

■ 神経障害

疼痛、しびれ、知覚鈍麻、運動障害の有無を観察します。

上肢では橈骨神経・尺骨神経・正中神経、下肢では腓骨神経の障害が多くみられます。手指の運動障害や知覚鈍麻がある場合、母指側では橈骨神経麻痺、小指側では尺骨神経麻痺、中指周囲では正中神経麻痺を疑います。

下肢では、足関節・足趾の背屈ができない、下腿外側から足背に知覚鈍麻がある場合は腓骨神経麻痺を疑います。

■ 感染・皮膚トラブル

ギプス固定部位は疼痛、出血や滲出液、熱感、掻痒感、異臭の有無を観察します。滲出液の色調や量の変化にも注意します。

一歩進んだ看護のワザ！

良肢位とは、「関節が動かなくなった場合に、日常生活において支障の少ない肢位のこと」をいいます。

ギプス固定中は、長期間、同じ肢位で固定が必要となります。良肢位は関節への負担を減らすことができ、ギプス固定解除後の関節の動きの回復も早いといわれています。ギプス固定時の介助では、良肢位を保持することが看護師の重要な役割です。各関節の良肢位を把握しておきましょう 図2 。

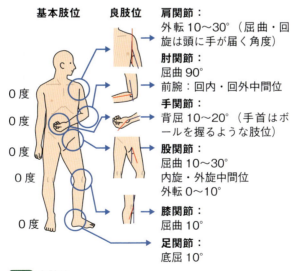

図2 良肢位

引用・参考文献

1) 間中幸子. ギプス・シーネ固定と固定時・ギプスカット時の看護. 整形外科看護. 28（4）, 2023, 24-8.
2) 小林充弘. ギプス・直達牽引・介達牽引の看護. 整形外科看護. 28（4）, 2023, 31-7.
3) 田中マキ子. "日常場面でのポジショニング". 牽引中の患者の褥瘡予防. 東京, 照林社, 2014, 95-101.

02 直達牽引の看護

埼玉石心会病院救急外来／救急看護認定看護師　**三浦麻奈**（みうら・まな）
キッコーマン総合病院看護部／日本運動器看護学会認定運動器看護師　**小林充弘**（こばやし・みつひろ）

準備物品一覧

※キルシュナー鋼線牽引を想定して記載

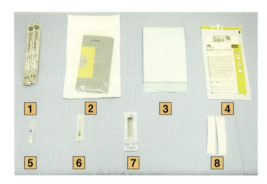
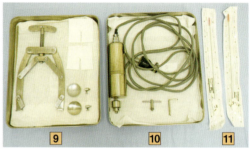

1	10％ポビドンヨード消毒液
2	滅菌ドレープ（穴付き）
3	処置用シーツ
4	滅菌手袋
5	1％キシロカイン®注 10mL
6	注射針
7	10mLシリンジ（局所麻酔用）
8	キャップを固定するためのテープ
9	馬蹄器、Y字カットガーゼ、鋼線受け皿、固定用ネジ
10	電動ドリル（レンチやコード含む）
11	キルシュナー鋼線

そのほか

- 牽引用ロープ
- 牽引ベッド用品（重錘バー、固定用金具、滑車、重錘、離被架、牽引用マット）
- 注射針のキャップ
- 皮膚ペン

写真でチェック！

※キルシュナー鋼線での下肢の牽引を想定して記載

成功のコツ！

■ **処置前に患者さんに説明する**
直達牽引の使用物品は電動ドリルや牽引用やぐらなど、不安や恐怖を感じやすいものが多いです。準備を開始する前に丁寧に説明を行い、患者さんの精神面へ配慮します。安全に処置を行うためにも患者さんの協力が得られるよう、声かけもこまめに行いましょう。

1

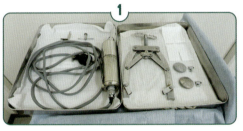

ベッドに牽引用やぐらをセッティングする。処置台やテーブルに滅菌四角布を掛けて清潔野を準備する。清潔操作のもとで牽引の物品を準備する

2

患肢を露出し、清拭を行う。処置後の状態変化を評価できるよう、皮膚状態の観察、動脈の触知を確認する。必要ならクリッパーで剃毛を行う。

3

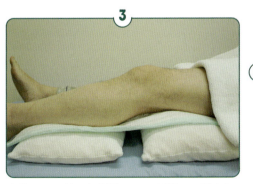

患肢の下に枕と処置用シーツを置いて挙上し、キルシュナー鋼線を刺入する際、手技の妨げにならないようにする。

4

キルシュナー鋼線の刺入部に皮膚ペンでマーキングする。刺入方向は、大腿骨遠位の場合は血管損傷を予防するため内側から刺入し、脛骨近位の場合は腓骨神経損傷を予防するため外側から刺入する。

5
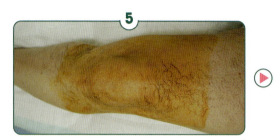

10％ポビドンヨード消毒液を用いて、広範囲に消毒する。

6
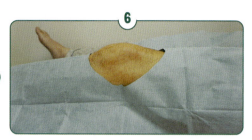

1％キシロカイン®を用いて、刺入部と反対側に局所麻酔を行う。その後、滅菌ドレープ（穴付き）をかける。

7
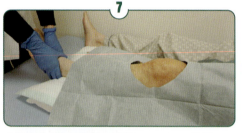

患肢を内外旋中間位に保持し、正しい位置にキルシュナー鋼線が刺入できるよう介助する。

8

キルシュナー鋼線を刺入。電動ドリルの音は恐怖心を感じやすいため、刺入することを患者さんへ声かけし、局所麻酔が効いているか、疼痛の有無を観察する。刺入後、刺入部にY字カットガーゼ→受け皿→固定ネジの順で付けていく。

9
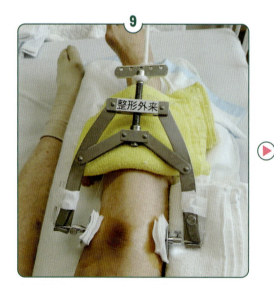

内外側に偏りがないよう、均等に馬蹄器を装着する。キルシュナー鋼線の先端でけがをしないように馬蹄器の横から出ているキルシュナー鋼線を遠位に向けて曲げ、注射針のキャップをかぶせてテープで固定する。

10
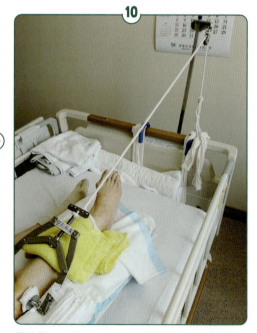

馬蹄器にS字フックまたは牽引用ロープを付ける。ロープを滑車に通し、重錘をかけて牽引する。

失敗の理由

■ **最初のポジショニングが重要!!**

・牽引の角度は 30°が基本です。滑車の高さで調整し、ロープはピンと張ります。馬蹄が直接腓骨に当たらないよう調整しましょう（どうしても当たる場合はタオルなどで保護します）。

・また、離被架を使用し、ロープに布団が当たらないようにします。ベッドや床に重錘が触れないよう、ベッドの高さやロープの長さを調整します。触れてしまうと、重錘の重さが十分に伝わらず牽引力が弱くなってしまいます。

・腓骨神経麻痺を予防するため、馬蹄は床に対して水平（膝蓋骨が真上を向く）を保持し、患肢が外旋しないよう注意します 図1 。

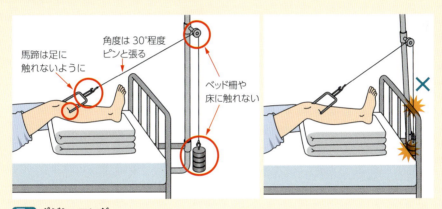

図1 ポジショニング
左：良い例、右：NG 例。ベッド柵に重錘 or ロープが当たっている

私の失敗談

■ **牽引の重さについて**

医師より「●kg牽引」の指示があり、看護師が重錘を準備しました。医師は「重錘＋重錘用バーで●kg」の指示のつもりでしたが、看護師は「重錘のみで●kg」と認識しており、誤った重さの重錘を準備してしまいました 図2 。
医師から牽引の指示をもらう際は、「重錘用バー」を含めた重さなのか、必ず確認しましょう。現在使用している重錘用バーの重さも確認しておきましょう。

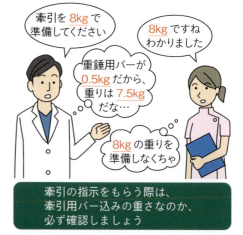

図2 牽引の重さ指示についてよくある失敗例

一歩進んだ看護のワザ！

直達牽引は牽引力が強いため、重錘の重さで身体全体が足側へ引っ張られてしまいがちです。ブラウン架台自体を砂のうなどで固定し、姿勢が崩れないよう保持します 図3 。

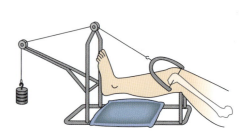

図3 ブラウン台の固定

引用・参考文献
1) 間中幸子. ギプス・シーネ固定と固定時・ギプスカット時の看護. 整形外科看護. 28 (4), 2023, 24-8.
2) 小林充弘. ギプス・直達牽引・介達牽引の看護. 整形外科看護. 28 (4), 2023, 31-7.
3) 田中マキ子. "日常場面でのポジショニング". 牽引中の患者の褥瘡予防. 東京, 照林社, 2014, 95-101.

03 介達牽引の看護

埼玉石心会病院救急外来／救急看護認定看護師 **三浦麻奈**（みうら・まな）
キッコーマン総合病院看護部／日本運動器看護学会認定運動器看護師 **小林充弘**（こばやし・みつひろ）

準備物品一覧

※スピードトラック牽引（下肢を想定して記載）

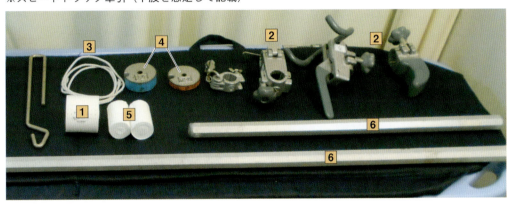

- 1 トラックバンド
- 2 牽引用金具
- 3 牽引用ロープ
- 4 滑車
- 5 弾性包帯
- 6 重錘用バー
- ○ 牽引用やぐら
- ○ 重錘
- ○ 医療用テープ
- ○ ブラウン架台

写真でチェック！

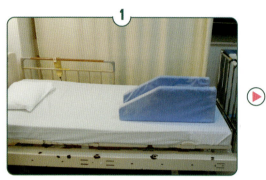

1. 患者さんが医師から介達牽引の説明を受けていることを確認し、ベッドに牽引用やぐらをセッティングする。

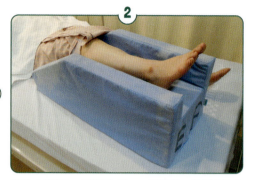

2. 患肢を露出して清拭を行い、処置後の状態変化を評価できるよう皮膚の状態を観察し、動脈の触知を確認した後、ブラウン架台で患肢を挙上する。

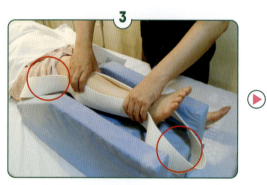

3. トラックバンドをU字に折り、輪になったほうがかかと側になるよう患肢下腿の両側面に密着させる。かかと側は牽引用金具が装着できるようこぶし1個分程度あけ、腓骨頭を超えて長めの位置にしておく。

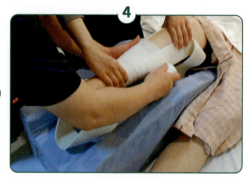

4. トラックバンドを腓骨頭の下で折り返し、かかと側から中枢へ向かって弾性包帯を巻いて固定する。その際、腓骨頭部を圧迫すると腓骨神経麻痺の原因となるため、圧迫しないよう注意する。

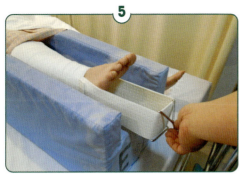

トラックバンドに牽引用ロープを取り付けた牽引金具を装着し、ロープを滑車に通して重錘用バーと重錘を取り付けて牽引を開始する。

 成功のコツ！

■ **皮膚トラブルに注意！**

介達牽引は牽引力は弱いですが、皮膚への負担が大きいです。とくに、高齢者などは皮膚が脆弱になっているため、フィルムドレッシング材などを貼付して皮膚を保護しましょう。

■ **ポジショニングで外旋を予防**

枕で挙上する場合はポジショニング枕を下肢全体にあてて外旋を予防します。その際は、腓骨小頭部は浮かないようにしてかかとを浮かせます。また、除圧グローブを使用して圧抜きをします。下肢だけでなく殿部も忘れずに実施しましょう。下肢の位置を調整するときは下腿だけでなく股関節から下肢全体を保持し、患肢がねじれないようにします。

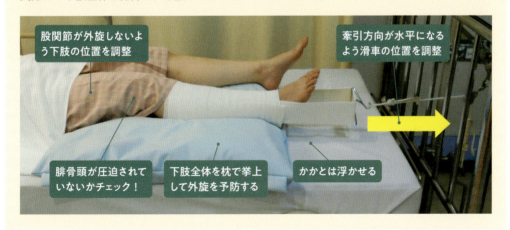

- 股関節が外旋しないよう下肢の位置を調整
- 牽引方向が水平になるよう滑車の位置を調整
- 腓骨頭が圧迫されていないかチェック！
- 下肢全体を枕で挙上して外旋を予防する
- かかとは浮かせる

一歩進んだ看護のワザ！

■ 腓骨神経麻痺について

腓骨神経は腓骨頭部外側を走行しており、腓骨頭部の圧迫によって損傷が起こりやすいです。牽引時は患肢が外旋しやすいため、腓骨頭部の圧迫に注意が必要です。

【腓骨神経麻痺の症状】
・足関節の背屈運動ができない（下垂足）
・第5足趾以外の足趾の背屈運動ができない
・下腿外側から足背、第1趾、第2趾の付け根の感覚障害・しびれ
【観察】
・下垂足がないか　→足関節の背屈運動ができるか
・足趾の背屈運動ができるか
・下腿外側から足背、第1・2趾の付け根部の感覚障害やしびれがないか

腓骨頭部
総腓骨神経
腓骨神経の麻痺により感覚障害やしびれがみられる部位
浅腓骨神経
深腓骨神経
足関節と第5足趾以外の足趾の背屈運動ができない（下垂足）

腓骨神経麻痺

引用・参考文献
1) 間中幸子. ギプス・シーネ固定と固定時・ギプスカット時の看護. 整形外科看護. 28（4）, 2023, 24-8.
2) 小林充弘. ギプス・直達牽引・介達牽引の看護. 整形外科看護. 28（4）, 2023, 31-7.
3) 田中マキ子. "日常場面でのポジショニング". 牽引中の患者の褥瘡予防. 東京, 照林社, 2014, 95-101.

04 創外固定の管理：消毒・観察のポイント

東海大学医学部付属病院看護部／感染管理認定看護師　岩間　潤（いわま・じゅん）

準備物品一覧

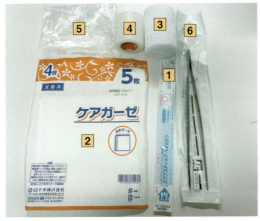

1	消毒薬
2	ガーゼ
3	包帯
4	医療用テープ
5	ゴミ袋
6	鑷子

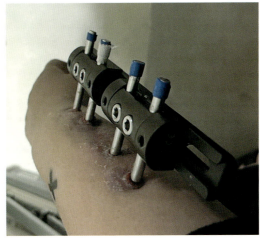

実際の創外固定は写真のように数本入りますが、今回の処置の手順はモデルで再現しているためピン1本の処置の流れで説明します。

動画でチェック！

● **包帯を外す・観察**

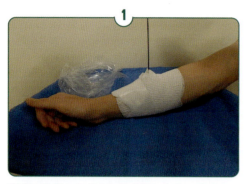

疼痛に注意しながら包帯交換しやすいポジションを保つ。

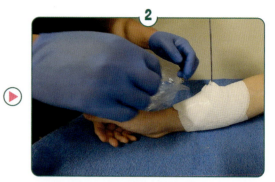

手指消毒後に手袋を装着し包帯をゆっくり外す。

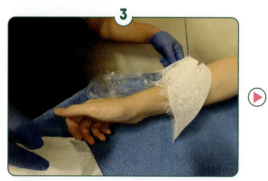

包帯を外し終えたらピンの周りに巻いているガーゼをゆっくり外す。

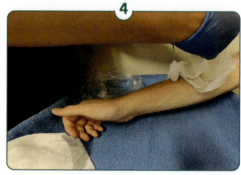

ガーゼを外す際はピンに当たらないように注意する。

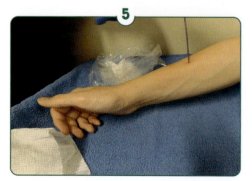

ピン刺入部の発赤、腫脹、滲出液がないか観察する。

● 消毒

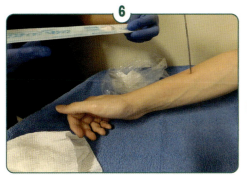

消毒薬を準備してピン刺入部の消毒をする。
※創部の状態によってはポビドンヨードで消毒する。

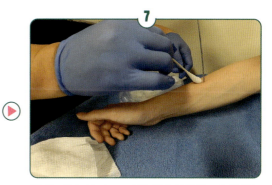

消毒の流れはピンの刺入部より外側へと消毒していく。

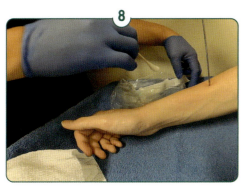

消毒薬はピンごとに交換する。

> **成功のコツ！**
>
> ■ 消毒のポイント
> ・創外固定はピンの刺入部が数カ所あるので、ピンごとに消毒を変えましょう。
> ・消毒薬のキットは使用期限が長いですが、開封済みのボトルの消毒薬を使用する場合は期限が短いので注意が必要です。
> ・創部の状態に合わせた消毒薬を選択しましょう。

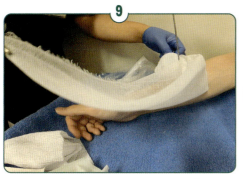

ガーゼが不潔にならないように鑷子を使用してガーゼをさばく。

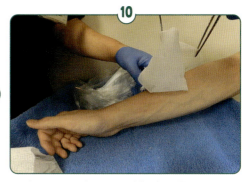

さばいたガーゼをピンと刺入部が覆われるように巻いていく。

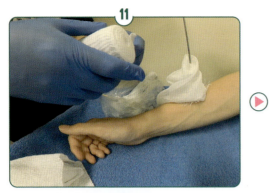

新しい清潔な包帯を準備する。

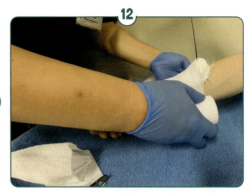

ガーゼを固定するようにピンの周囲に包帯を巻いていく。

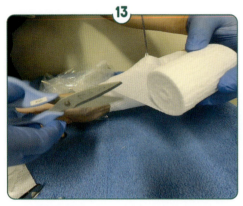

ある程度巻き終えたらハサミでカットする。

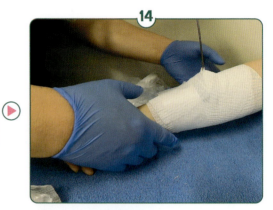

包帯をテープで固定する。

 成功のコツ！

創外固定は直接皮膚から骨へ異物を挿入している処置であるため、感染しないように十分な注意が必要です。刺入部の発赤、周囲の熱感、滲出液、膿など認められた場合は医師へ報告しましょう。創部の状態によってはシャワーにて洗浄可能な場合があります。

失敗の理由（ワケ）

包帯交換するときは、絶対に素手では行わないこと！ 必ず手指消毒後に清潔な手袋を着用して処置しましょう。

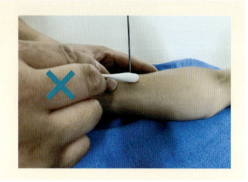

一歩進んだ看護のワザ！

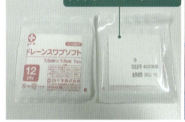

穴あきのYカットガーゼ

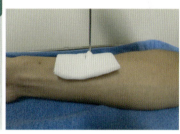

ガーゼを鑷子でさばく手順を解説しましたが、清潔にさばいてピンに巻き付けるのは慣れないとむずかしい手技です。むずかしい場合は、穴あきのYカットガーゼを使用するのがオススメです。

引用・参考文献
1） 日本整形外科学会ほか監. 骨・関節術後感染予防ガイドライン2015：改訂第2版. 東京, 南江堂, 2015, 134p.

05 局所陰圧閉鎖療法（NPWT）

北里大学看護学部 基礎看護学 助教 北川 柚香（きたがわ・ゆうか）

はじめに

局所陰圧閉鎖療法とは

局所陰圧閉鎖療法（negative pressure wound therapy；NPWT）は、創部を密閉し、内部を吸引して陰圧をかけることにより創傷治癒を促進させる治療法です。外傷や手術創などの潰瘍の治療には、創面環境の調整（wound bed preparation；WBP）が重要といわれており、NPWTはこれを助けるはたらきをします 図1 [1]。さらに、毎日のガーゼ、ドレッシング材交換が不要であること、創傷被覆材が創部の表面に密着するためずれ力を抑えられることなどのメリットもあります。

適応

現在、NPWTはそのほかの治療では治りづらいと考えられる難治性創傷と、手術後の縫合創の感染予防に使用可能です。また、適用外ですが植皮後の固定としての使用でも効果が報告されています。

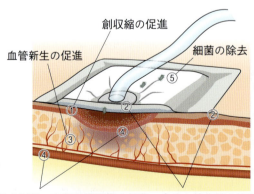

①創縁を引き寄せて創収縮を促進する
②過剰な滲出液を除去することで、適切な湿潤環境を保つ／浮腫を軽減させる
③細胞や組織へ物理的刺激を与え、細胞増殖や血管新生を促進させる
④陰圧環境にすることで、創傷の血流を増加させる
⑤吸引によって細菌など感染性老廃物を除去する

図1 局所陰圧閉鎖療法の作用機序 （文献1〜4を参考に作成）

感染や壊死組織がある場合にはデブリードマンや抗菌薬投与などを行って感染を制御した後に導入します。洗浄液を創内に周期的に注入、浸漬することで創洗浄を行うNPWTi-d（negative pressure wound therapy with instillation and dwelling）は局所感染の疑いのある潰瘍にも使用できます[3, 5]。

NPWT のモードと機種

NPWT のモード設定

一定の陰圧を維持する「連続モード」と、間欠的に設定圧をかける「間欠モード」があります 図2 。創部の状態によって最高吸引圧や最低吸引圧を設定します。最初の48時間は125mmHgの連続モードを使用することが推奨されています（3M™ ActiV.A.C.™ の場合[6]）。

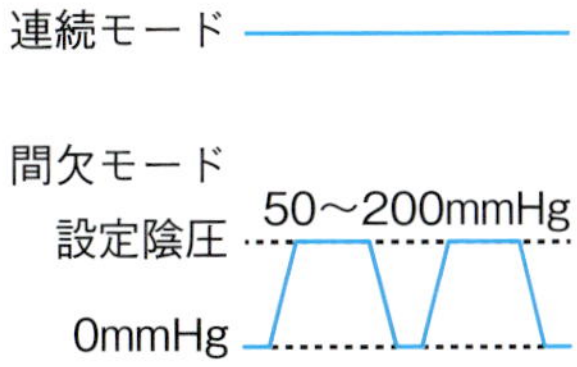

連続モード ────────────

間欠モード
　設定陰圧 　50〜200mmHg

　　　　　 0mmHg

図2 連続モードと間欠モードの陰圧波形イメージ（文献7を参考に作成）

機種

現在日本で使用できるNPWT機器は 表 のとおりです。搭載モードや使用場面に違いがあります。

表 日本で使用できるNPWT機器（文献2〜9を参考に作成）

	入院	外来/在宅	モード	吸引圧(mmHg)	排液容量(mL)	備考
3M™ INFOV.A.C.™型陰圧維持管理装置（販売終了）	○	×	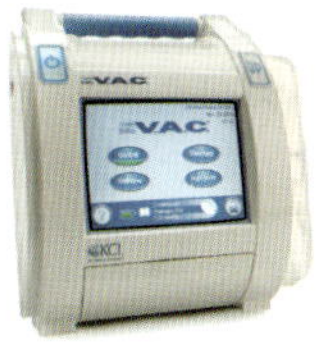 連続／間欠	− 25〜− 200	500、1,000	
3M™ ActiV.A.C.™型陰圧維持管理装置	○	×	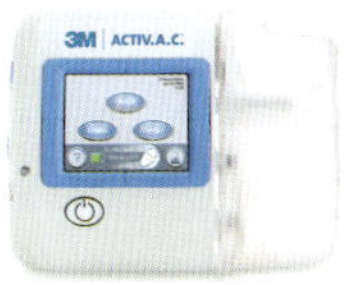 連続／間欠	− 25〜− 200	300	ポータブル＊キャリーケース付属
3M™ V.A.C.® Ulta型陰圧維持管理装置	○	×	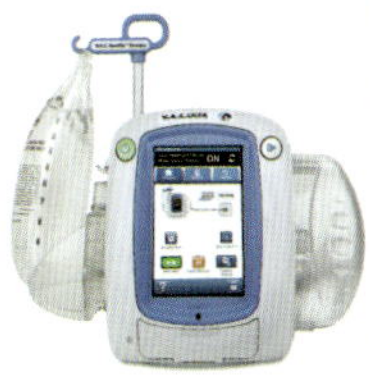 連続／間欠／DPC	− 25〜− 200（NPWT）、− 50〜− 200（NPWTi-d）	300、500、1,000	NPWT、NPWTi-dより選択可

2章 骨折・外傷の看護技術

整形外科看護 2024 冬季増刊 65

	入院	外来/在宅	モード	吸引圧(mmHg)	排液容量(mL)	備考
RENASYS® TOUCH 陰圧維持管理装置	○	×	連続/間欠	− 25〜− 200	300、800	チューブ・接続パッドが軟らかい
3M™ Snap™ リセットカートリッジ	○	○	×(一定)	− 125	60	ばね式で電源不要。単回使用。
				− 75	60	
				− 125	150	
PICO® 創傷治療システム	○	○	×(一定)	− 80	目安300mL以下/週※	創傷が浅く平坦ならフォームなしで使用可。単回使用。

※付属のドレッシングで管理（キャニスターレス）
（ソルベンタム合同会社、スミス・アンド・ネフュー株式会社より許諾を得て掲載）

交換の手順と介助 [1、5、10、11)

準備物品一覧

1 ドレッシングキット（ⓐフォーム、ⓑドレープ、ⓒ連結チューブ）

2 キャニスター

3 クーパー剪刃

4 鑷子

5 創部洗浄道具（ⓐ微温湯＋石鹸、ⓑ生理食塩液など）

6 板おむつ

7 ガーゼまたは雑ガーゼ

8 剥離剤

9 周辺皮膚の保護剤（皮膚被膜剤）※同封されているキットもある

10 創傷被覆材

11 外科的デブリードマンの用意：鑷子類、メイヨー剪刃、眼科剪刃、鋭匙、リウエル（丸ノミ鉗子）など

イラストでチェック！

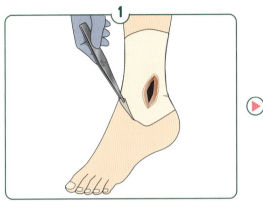
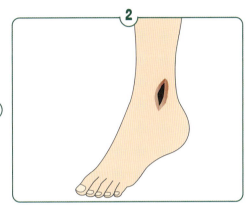

愛護的にドレープ、フォームを外し、創傷部を洗浄する。

創部の観察をします。デブリードマンの補助を行い、不良肉芽が除去されたことを確認する。

 ### 成功のコツ！

■ **ドレープやフォーム材を剥がす際の注意点**

ドレープやフォーム材を剥がす際に疼痛が強くなる場合があります。交換の30分ほど前に電源を切っておくこと、生理食塩液で湿らせておくことで外しやすくなります。また、創傷に固着しにくいフォーム（ホワイトフォーム）の使用や非固着性シリコンガーゼを創部に当てた上にフォームを使用することを考えます。周辺皮膚のトラブルを避けるためにも、剥離剤を使用し、浸透を待ってから剥がすことが重要です。

 ### 成功のコツ！

■ **感染徴候の観察ポイント**

壊死組織がついている、滲出液が粘稠である、フォームに膿苔がついている、悪臭がある、もろく易出血性の肉芽などは、感染の可能性がありますので注意が必要です。良性肉芽は、生の牛肉のような色をしています。

また、フォームを着ける前に、感染の原因になる壊死組織や異物が取り除かれているか、止血しているか確認しましょう。

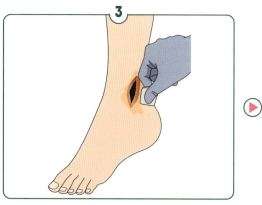 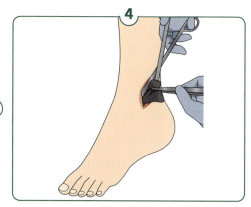

創部周辺の皮膚に被膜剤を塗ったり、フィルムドレッシング材、創傷被覆材などを貼付して、皮膚障害を予防する。

フォーム材をカットし、創傷部全体に接触するように当てる。

 失敗の理由

創部全体を覆う際に、フォームが創部より大きいと周囲が浸軟し、皮膚トラブルを招きます。はみ出していないか確認しましょう。

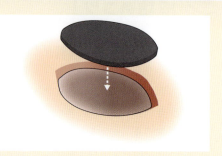

図 フォームは創部と同じ大きさにする

 成功のコツ！

■ ドレープやフォーム材の変換

ドレープで固定します。創縁から3〜5cm程度皮膚に接着するようにします。
ドレープをつまんで2.5cmほどの穴をあけ、連結チューブ先端の接続パッドを貼付します。

管理のポイント

モード管理

　キャニスターを、陰圧維持管理装置に装着し、連結チューブとキャニスターのチューブを接続、クランプを開放後、医師指示のモード、吸引圧で治療を開始します。

リーク [11]

　治療開始時には、フォームが収縮ししわが寄っていること、シューという空気漏れ（リーク）の音が聞こえないことを確認します。NPWT機器はリークを検知するとアラームが鳴ります。リーク箇所を確認し、ドレープや創傷被覆材で修復します。

閉塞 [11]

　クランプが開放されているか、チューブがねじれたり、つぶれたり、詰まったりしていないかを確認し、必要時はミルキングを行います。また、接続パッドをつまみ上げることで改善することもあります。

　これらの対応で改善しない場合には交換の必要があります。医師に報告、相談をしましょう。2時間以上の吸引の中断は感染のリスクがあるため、医師の指示を仰ぎ、ほかのドレッシング方法に交換します。

機器・チューブ管理

　機器やルートが患者さんの日常生活のなかで邪魔にならないよう配慮します 図3 。チューブや電源コードがベッドやオーバーテーブル、車椅子の下敷きにならないようまとめておくなどの配慮が必要です。

　また、皮膚トラブルにも注意する必要があります。チューブが身体の下敷きになると褥瘡などの原因になります。チューブが荷重部や骨突出部にかかっていないことを確認し、Ω型固定を行います。

観察のポイント

疼痛

　局所疼痛が強いときには、感染、連結チューブによる圧迫、吸引圧の不適合を疑います。連結チューブによる圧迫が発生している場合にはブリッジ法（ 図4 ）で接続パッドの位置をずら

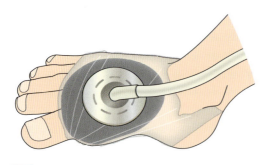

図3 チューブを体幹に沿うように固定している

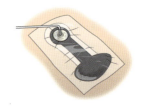

図4 ブリッジ法
創部周囲の健常皮膚にフィルム材を貼って皮膚のふやけを防止し、その上にフォームを置くことで接続パッドを創部上からずらす

す[1]、パッドが軟らかい機器への変更などを検討します。吸引圧を下げたり、間欠モードで痛みがある場合は連続モードに変更したりすることで痛みが改善することがあるため[1]、医師に相談しましょう。

排液性状

出血と感染に注意して観察します。膿様の排液や混濁がみられた際は感染の可能性を考慮し[5]、NPWT治療が継続可能であるか医師と相談しましょう。そのほかのドレッシング方法と比較してNPWT中は悪臭に気付きにくいことも多いため、交換時の観察も重要です。

周辺皮膚

周辺皮膚は、持続的な皮膚の吸引、フォームを伝う滲出液による浸軟、創と周辺皮膚の洗浄による洗浄液の化学的刺激、ドレープの粘着剤による化学的な刺激、密閉による通気性の低下、繰り返されるドレープの剝離などにより、脆弱な状態にあります[1,5]。浸軟、皮膚炎のほか、周辺の発赤は創部感染の徴候であることもあるため、注意して観察し、必要時ケア方法の変更を行います。

引用・参考文献

1) 市岡滋ほか編. V.A.C.ATS® 治療システム実践マニュアル：局所陰圧閉鎖療法. 波利井清紀監. 東京, 克誠堂出版, 2011, 120p.
2) 3M™V.A.C.®治療カタログ. https://multimedia.3m.com/mws/media/20133950/kci-026-a-pra-pm-jp-00029-0720.pdf
3) 3M™V.A.C.®ULTA 治療システムカタログ. https://multimedia.3m.com/mws/media/19941090/kci-084-a-pra-pm-jp-00139-1220.pdf
4) スミス・アンド・ネフュー. RENASYS® TOUCH 陰圧閉鎖療法システム（https://www.smith-nephew.com/ja-jp/health-care-professionals/products/advanced-wound-management/renasys-touch-global）
5) 岡田恭典. 局所陰圧閉鎖療法機器の歴史, 使用時期の選択と実践の工夫. WOC Nursing. 10（6）, 2022, 18-23.
6) ActiV.A.C. 治療システム（ActiV.A.C. 型陰圧維持管理装置）. 添付文書.
7) 3M™V.A.C.®治療 関連製品ホームページ. https://www.3mcompany.jp/3M/ja_JP/medical-jp/npwt/vac/
8) 3M™Snap™ 陰圧閉鎖療法システムカタログ. https://multimedia.3m.com/mws/media/19941010/kci-017-a-pra-pm-jp-00148-1220.pdf
9) スミス・アンド・ネフュー. PICO7® 創傷治療システムカタログ. https://smith-nephew.stylelabs.cloud/api/public/content/b978cb0b1d7e439c9459d272682f32dd?v=8a1a3b6a
10) 谷明美. 陰圧閉鎖療法とスキンケア（皮膚を護る）. WOC Nursing. 10（6）, 2022, 41-7.
11) 3M™ V.A.C.® Ulta 治療システムで更に向上する創傷管理. https://www.3mcompany.jp/3M/ja_JP/medical-jp/npwt/vac-therapy/

06 コンパートメント症候群の観察ポイント

北里大学看護学部 基礎看護学 助教 **北川 柚香**（きたがわ・ゆうか）

コンパートメント症候群とは

病態生理

　四肢の血管、神経、筋は、骨、骨間膜、筋膜などによって囲まれた閉鎖区域の中にあります。この区域を筋区画（コンパートメント）といいます[1]　図1　。この区画は拡張性に乏しく[2]、何らかの原因によって筋区画の内圧が上昇すると、循環不全を引き起こし、阻血による筋・神経組織の壊死に至ります。この症候を"コンパートメント症候群（区画症候群）"といいます。下腿、前腕が好発部位ですが、足部、手部、大腿、上腕、腹部など、さまざまな部位で生じます。

　急激な内圧上昇の原因には、骨折などの外傷や術後の筋肉内出血、浮腫、ギプスや包帯などの外固定による長時間の圧迫などがあります。また、慢性区画症候群は、激しい運動による筋肉の急激な肥大に筋膜の拡大が追い付かないことによって引き起こされます[1]。

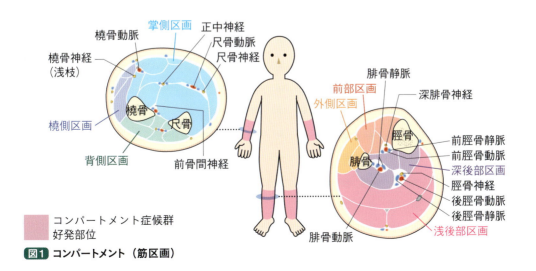

図1 コンパートメント（筋区画）

早期発見につながる観察のポイント

特徴（6Pサイン）

特徴的な症状として、急激に発症する腫脹（pressure or firmness）と、末梢の阻血（虚血）徴候を中心とした6Pと呼ばれる症状が出現します 図2 。

- 疼痛（Pain）：耐え難く鎮痛薬を使用しても軽減しない疼痛が発生します。骨折による痛みは、安静にしていれば軽減するため、安静時にも痛みが強くなるようであればコンパートメント症候群を疑います。
- 蒼白（Pallor）：虚血による色調変化が起こります。
- 運動麻痺（Paralysis）：患部より末梢側の手指や足趾が動くかを確認します。
- 感覚障害（Paresthesia）：左右どちらに触れたかわかるか、痛み刺激を知覚できるか確認します。しびれとして訴えがあることもあります。
- 冷感（Poikilothermia）：温度の左右差がないか触って確かめます。
- 脈拍消失（Pulselessness）：前腕なら橈骨動脈、下腿なら足背動脈を触れ、循環が保たれているか確認します。

まずは急激に発症する腫脹と耐え難い疼痛がみられ、腫脹による阻血（虚血）が進行するとその他の症状が出現し、最終的に脈拍が消失します[1]。動脈損傷がない場合や閉塞が重度でない場合には蒼白、冷感や脈拍消失といった症状は出ないこともあります。阻血症状が揃っている場合には緊急処置を要するほど進行していること、最悪の場合には切断に至る壊疽が始まっていることを意味するため[3]、疼痛段階での早期発見が重要です。

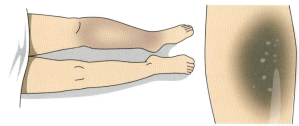

図2 コンパートメント症候群の特徴的な症状
左：末梢の阻血（虚血）徴候、右：下肢前面に出現した腫脹と水疱

ハイリスク患者の理解

外傷、四肢の手術、砕石位での手術などはコンパートメント症候群の原因となります。また、心臓カテーテル検査および治療後の発症も報告があります[4〜5]。ギプスや包帯の使用による圧迫もコンパートメント症候群の原因になります。抗凝固薬の内服もリスクを高めます。これらに該当する患者さんでは、腫脹、疼痛出現時からコンパートメント症候群の疑いをもつことが重要です。

触診

まずは触診によりコンパートメントの硬さ、腫脹、冷感を調べます[6]。正確な診断ではコンパートメント内圧測定を行いますが、圧が高い場合には触診のみで診断可能です。

パッシブストレッチテスト

コンパートメント症候群の疼痛は、内圧の上がっている区画内を走行している筋を他動的に伸展させると増強することがあります 図3 。虚血症状から冷感を除き、passive stretch painを含めて6Pとして紹介している書籍[1]もあります。

検査データ

虚血による組織破壊が発生している段階では、血液生化学検査において、クレアチニンフォスフォキナーゼ（CPK）、乳酸脱水素酵素（LDH）、ASTの上昇、ミオグロビン尿がみられることがあります[2〜3]。

CT、MRIといった画像検査で、周径の増大やコンパートメントの腫脹が確認できることがあります。

筋区画内圧測定

筋区画内圧測定を実施することがあります。正常な筋区画内圧は10mmHg以下ですが、30mmHg以上であれば筋膜切開の適応となります。

阻血性拘縮

6〜8時間の虚血で不可逆的な組織損傷になるといわれています。特徴的な阻血性拘縮としてフォルクマン拘縮があります 図4 。

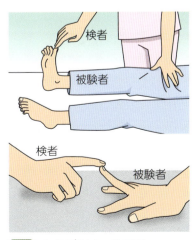

図3 パッシブストレッチテスト

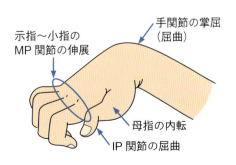

図4 代表的な阻血性拘縮（フォルクマン拘縮）

治療

　まずはギプスや包帯といった外固定による圧迫を解除します。圧迫解除しても症状が軽快しない場合や筋区画内圧の上昇が高度な場合には、6時間以内に減圧を目的とした筋膜切開術が必要になります。これは筋膜を開いてコンパートメント内圧を逃がすことを目的としており、区画の全長に渡って切開が行われ、**開放創のまま帰室します**。2～3週間後に腫脹の軽減を待ってから縫合を行うか、植皮を行います。

滲出液の観察とケア

開放創からは大量の滲出液が出るため、必要に応じて洗浄やガーゼ交換を行います。滲出液には細胞障害性があるため、浸軟が周囲の健常皮膚のトラブルを招くことがあります。適時ドレッシング交換を行いましょう。開放創であるため、創感染のリスクに注意し、観察ならびにケアを行う必要があります。浮腫の軽減を目的として局所陰圧閉鎖療法（NPWT）を用いることもあります。

精神的なケア

ADL制限に合わせた援助が必要となります。また、大きな開放創は患者さん自身の精神的負担が大きくなります。不安な思いや痛みの訴えなどを傾聴し、かかわりましょう。

引用・参考文献

1) 松村福広. "区画症候群（コンパートメント症候群）". 運動器・整形外科第2版. 医療情報科学研究所編. 東京, メディックメディア, 2024, 310-1, （病気がみえる, 11）.
2) 辰巳徹志. "コンパートメント症候群, 主要動脈損傷". 整形外科ビジュアルナーシング改訂第2版. 畑田みゆき編. 近藤泰児監. 東京, 学研メディカル秀潤社, 2020, 338-41.
3) 角田俊治. "血管損傷, 区画（コンパートメント）症候群". 整形外科疾患ビジュアルブック第2版. 下出真法編. 落合慈之監. 東京, 学研メディカル秀潤社, 2018, 245-6.
4) 平雄一郎ほか. 橈骨動脈アプローチでの経皮的冠動脈インターベンション治療後に発症した急性コンパートメント症候群の1例. 日本肘関節学会雑誌. 30 (2), 2023, 203-5.
5) 青野幸余ほか. 上腕動脈穿刺による心臓カテーテル検査後の整形外科的合併症. 整形外科. 55 (13), 2004, 1677-9.
6) 堀井基行. "区画（コンパートメント）症候群". よくわかる病態生理. 久保俊一編. 東京, 日本医事新報社, 2007, 191-2, （10, 運動器疾患）.

3章

脊椎の看護技術

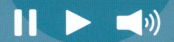

▶動画

01 頚椎装具の着脱： ビスタカラー

北里大学看護学部臨床看護学 講師 **椿 美智博**（つばき・みちひろ）
熊本整形外科病院看護部／日本運動器看護学会認定運動器看護師 **佐野玉美**（さの・たまみ）

頚椎装具が必要な理由

　頚椎は脊椎においてもっとも可動域が大きいことから、首を曲げたりひねったりすることが可能になります。この可動域の大きい頚椎に対して、頚椎装具は頚椎を固定することで安静にすることや、不安定性の強い頚部を支持することで固定をすることができます。装具装着の対象と目的は、頚椎症、頚椎後縦靭帯骨化症、頚椎椎間板ヘルニアといった頚椎疾患の患者さんに対する保存治療として用いられます。外傷患者さんや頚椎固定術術後の患者さんでは、頚椎・頚髄の二次的な損傷を避けることを目的としてビスタカラーを使用します。

頚椎カラーの効果

　ビスタカラーを含む頚椎カラーの使用は頚椎固定術のゴールドスタンダードと考えられています。一方で、これらの頚椎カラーにはビスタカラーのほかに、スティフネックセレクト、マイアミJアドバンスドカラー、フィラデルフィアカラーなどがありますが、頚部の固定性に大きな相違はありません。頚椎カラーは頚椎固定における有効性を示すエビデンスがほとんど存在しません[1]。頚椎の動きを制限する効果を検証した研究では、装着しないよりは効果を認められますが、不安定な頚椎に対しては十分な効果を示さなかったと明らかにしています[2]。実際に頚椎カラーは前後の屈曲・伸展にはある程度の固定が期待できますが、側屈に対する固定性には弱い特徴があります。このように頚椎カラーの装着は万能ではなく、患者さんに安静を保持するよう協力してもらう必要があります。

　また、頚椎カラーの使用には合併症を考慮する必要あります。頚椎装具の使用は褥瘡発生のリスク因子であることが報告されています[3]。このリスクは日々の看護ケアで軽減することができるため、看護師には頚椎カラーの適正な使用と定期的な観察が求められます。

動画でチェック！

ここではビスタカラーの装着手順を動画 と写真を用いて解説します。

【座位での装着】

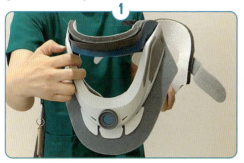

- **前方パーツの確認**

前方パーツの確認とあわせて上下の向きも確認する。

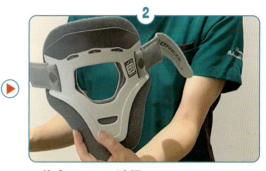

- **後方パーツの確認**

前方パーツと同様に上下の向きも確認する。

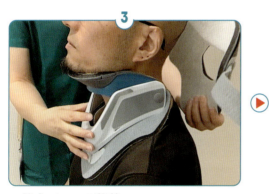

- **前方パーツの装着**

患者さんに頚部を動かさないように説明し、下顎部と前方パーツの顎受けを合わせて装着する。

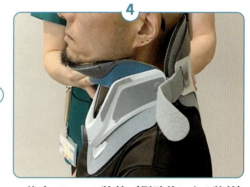

- **後方パーツの装着（側臥位による装着）**

患者さんが体動可能な場合は、前方パーツを保持しながら脊柱軸を保った状態で装着する。

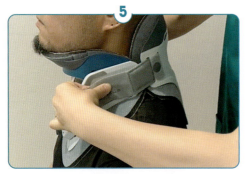

- **マジックテープで固定して確認**

両側のテープで固定する。装着後はゆるみがないか、頚椎が過度に伸展もしくは屈曲していないかを確認する。

【臥位での装着】

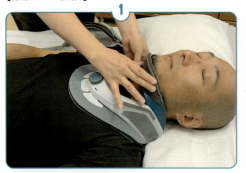

- **前方パーツの装着**

座位と同様、パーツの前後上下を確認後、患者さんの下顎部と前方パーツの顎受けを合わせて装着する。

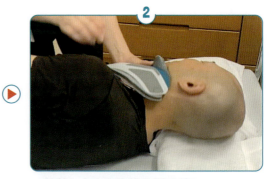

- **装着したまま体位を側臥位に**

前方パーツを保持し脊柱軸を保った状態で、患者さんを看護師側に側臥位にする。

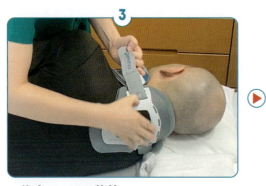

- **後方パーツの装着**

後方パーツを装着し、両側のテープで仮止めする。

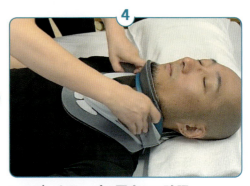

- **マジックテープで固定して確認**

患者さんを仰臥位に戻し、両側のテープを外してしっかり締め直す。頚椎が過度に伸展もしくは屈曲していないか確認する。

成功のコツ！

- 装着する際に患者さんが頸部を動かさないように事前に説明をしましょう。
- 装着後にゆるみがないか確認します。
- 頸椎カラーは屈曲・伸展には効果があるが、側屈に対する固定性は弱い特徴があります。
- 通気性に乏しく、さらに装具による圧迫で皮膚障害が生じていないか観察が必要です。

失敗の理由

- 全体的にゆるく、下顎の位置がフィットしていない。
- 前方パーツが前胸部にフィットしていない。
- ビスタカラーの上縁が耳に当たっている。

私の失敗談

　新人のころにビスタカラーを上下逆に装着してしまったことがありました。準備の時点で向きを確認していなかったことによる失敗です。装着前には前後の確認だけではなく上下の確認も大切です。上下を確認するための方法は製品に記載してある文字の向きを見ることで判断することができます。

一歩進んだ看護のワザ！

　患者さんが体動困難の場合、後方パーツを装着するときには2人で行います。頸部保持者により用手的正中中間位固定をした状態で側臥位とすることで後方パーツを当てます。このような体位変換の方法は 3章02 で詳細を説明します。

引用・参考文献

1) Hawkins, SC. et al. Wilderness Medical Society Clinical Practice Guidelines for Spinal Cord Protection : 2024 Update. Wilderness Environ Med. 35（1_suppl）, 2024, 78S-93S.
2) Horodyski, M. et al. Cervical collars are insufficient for immobilizing an unstable cervical spine injury. J Emerg Med. 41（5）, 2011, 513-9.
3) Wang, HN. et al. Pressure injury development in critically ill patients with a cervical collar in situ : A retrospective longitudinal study. Int Wound J. 17（4）, 2020, 944-56.

02 頚胸椎装具着用時のケア：ハローベスト

北里大学看護学部臨床看護学 講師　**椿 美智博**（つばき・みちひろ）

頚胸椎装具が必要な理由

　外傷性頚髄損傷や頚部変性脊髄症などの頚椎疾患は、神経障害や重度の首の痛みを引き起こします。頚胸椎装具による保存的治療は、頚椎の安定性を維持するために用いられます[1]。なかでもハローベストは頚胸椎装具における代表的な外部固定装置であり、術前または術後に上部頚椎が不安定な場合や根治的治療として長く使用されています[2]。

ハローベストの効果

　ハローベストは患者さんの頭部に装着し、胸部に装着するベストに装着する頭部のリング（ハロー）で構成されており、頭蓋骨から中下部頚椎までの決定的な外部安定性を可能にします**図**。効果を検証した研究においても、ハローベストの使用は頚胸椎の安定的な固定が可能であることが報告されています[3]。この安定的な固定は頚髄へのさらなる損傷を防ぎ、頚椎不安定性の治癒を改善することが期待されています[4]。

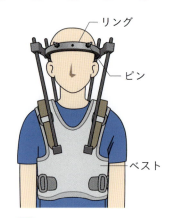

図 ハローベスト

イラストでチェック！

ここではハローベストのケアポイントをイラストで解説します。

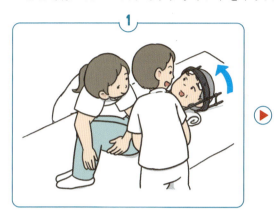

- **体位変換**

介助は必ず2人で行い、けっして支柱は持たないようにする。

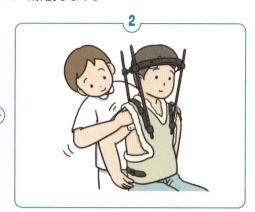

- **保清の介助**

ベストは外さずにすき間からタオルを差し込んで身体を拭く。

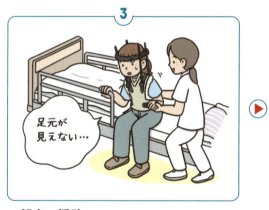

- **離床の援助**

頸部が固定され下方の視野が制限されているため、転倒しないよう注意する。

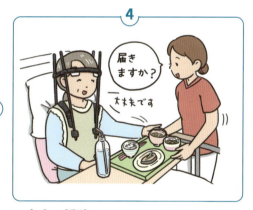

- **食事の援助**

視野が制限されているため、見えやすい位置にセッティングを行う必要がある。

成功のコツ！

- ハローベストを装着すると胸郭の動きが制限されるため、呼吸状態の変化に注意しましょう。
- 頭部と体部にねじれが加わるとピンに負担がかかり、ゆるみの原因となります。牽引がゆるむことで頸椎脱臼（頸部痛）や脊髄麻痺症状（四肢のしびれ、脱力、運動障害）が起こっていないか観察します。
- 頭蓋骨ピン刺入部を清潔に保ち、感染が起こっていないか観察します。
- 心肺蘇生時には前胸部を露出する必要があるため、製品に合わせて取り外し方法を把握しておく必要があります。

失敗の理由

- ハローベストは脊髄や首を固定するための装置であり、ベルトを外したり、ピンを調整したりすることで、首や脊髄に負担がかかり、頸髄へのさらなる損傷につながるリスクがあります。
- ピンやベルトは、専門医が正しい位置で適切な力加減で調整する必要があります。
- 看護師が勝手に調整することで、正しい固定がされず危険な状態になるおそれがあります。

私の失敗談

聞いた話になりますが、ハローベストを装着した患者さんが無断で離棟をしてしまい、移動中に自動扉にハローベストをぶつけたことで再挿入になったことがあったようです。衝撃が伝わることでゆるみが生じて固定性が消失することにより、ピンを抜去して改めて刺入する必要があるため、管理には十分に気を付ける必要があります。

引用・参考文献

1) Karimi, MT. et al. Evaluation of the efficiency of cervical orthoses on cervical fracture : A review of literature. J Craniovertebr Junction Spine. 7 (1), 2016, 13-9.
2) Hart, DL. et al. Review of cervical orthoses. Physical therapy. 58 (7), 1978, 857-60.
3) Arita, T. et al. Halo vest fixation effectively maintains cervical alignment through intraoperative repositioning in patients with cervical spine instability. Heliyon. 10 (6), 2024, e27952.
4) Bransford, RJ. et al. Halo vest treatment of cervical spine injuries: a success and survivorship analysis. Spine (Phila Pa 1976). 34 (15), 2009, 1561-6.

03 胸腰椎装具の着脱： 軟性コルセット・硬性コルセット

北里大学看護学部臨床看護学 講師　椿 美智博（つばき・みちひろ）
熊本整形外科病院看護部／日本運動器看護学会認定運動器看護師　佐野玉美（さの・たまみ）

胸腰椎装具が必要な理由

　胸腰椎装具には軟性コルセットと硬性コルセットがあります。２つの違いは素材の違いにあります。

　軟性コルセットは、腹腔内圧を高めて脊柱を体軸方向に伸展させて、体幹の支持に必要な背筋群の負担を減少させることにより椎間板への負荷を軽減する効果が考えられます。体幹の運動制限、腰椎アライメントの維持や矯正が期待されます 図1 。

　硬性コルセットは脊柱の固定を目的としており、屈曲・伸展・回旋・側屈といった全方向の運動に対して強固に制限をかけることができます。体幹の固定、体重の支持、脊柱の矯正、変形予防ができるとされています 図2 。

軟性コルセット・硬性コルセットの効果

　ベルギーの研究では、多くの医師が脊椎固定術後の胸腰椎装具は動作を制限し、体幹の支持を増やすことを期待していると報告しています[1]。一方で、米国の整形外科学会のガイドライ

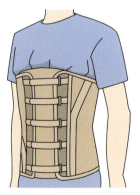

図1 軟性コルセット

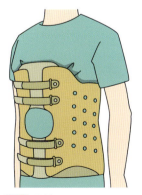

図2 硬性コルセット

ンでは術後の脊椎装具の使用は十分なエビデンスが示されていないとしています[2]。つまり、多くの医療現場で胸腰椎装具が使用されていますが、その効果のエビデンスは十分に蓄積されていないというのが現状になります。

胸腰椎装具は肌に直接装着することで、発汗による蒸れ、圧迫、摩擦により皮膚トラブルが生じやすくなります。必ず肌着やタオルの上から装着し、定期的に観察を行うようにしましょう。

 動画でチェック！

軟性コルセット装着の手順

ここでは軟性コルセット装着手順を動画 と写真を用いて解説します。

【立位での装着】

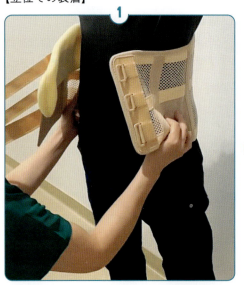

足を肩幅に広げ、コルセットの前の開きが身体の中心に来るようにして後ろから装着する。

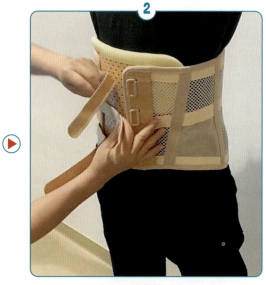

コルセットの中央に腸骨陵が来るようにし、ベルトの中心を合わせて中央のベルトから仮止めする。

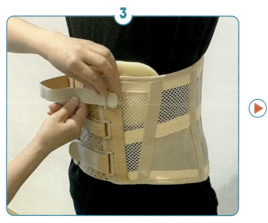

次に下部、最後に上部の順でベルトを仮とめする。

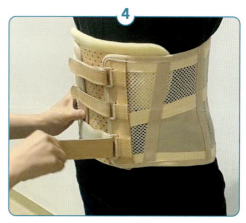

装着位置を確認したら、中央、下部、上部の順にベルトを締め直す。

【臥位での装着】

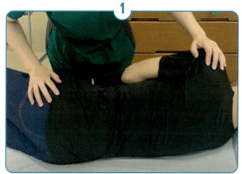

患者さんを側臥位にする。

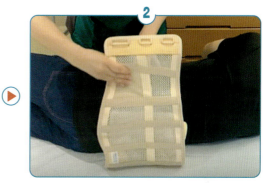

コルセットの中央に腸骨稜が来るようにする。

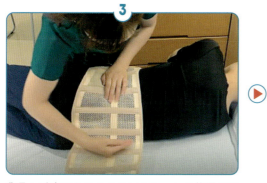

背骨と垂直になるようにコルセットの位置を調整する。

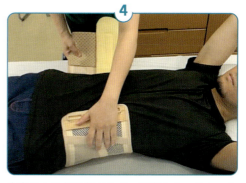

患者さんを仰臥位にして、背部からコルセットを引き出す。

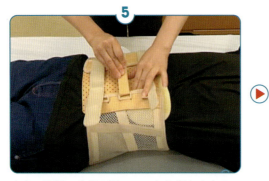
中央、下部、上部の順にベルトを仮とめする。

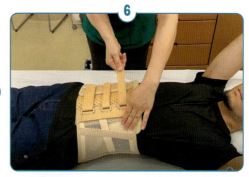
装着位置を確認したら、中央、下部、上部の順にベルトを締め直す。

硬性コルセット装着の手順

ここでは硬性コルセットの装着手順を動画と写真を用いて解説します。

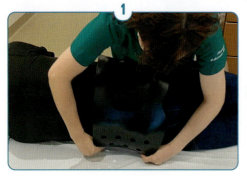
患者さんを側臥位にし、腸骨稜に沿うように装着する。

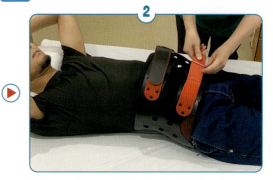
硬性コルセットを抑えながら仰臥位にし、ベルトを下から装着する。中央部を仮どめして下部から上部の順に締め直す。

成功のコツ！

- コルセットは直接肌には装着せず、肌着やタオルの上から装着します。
- 前の開きが身体の中心に来るように装着します。
- ベルトの締め具合はコルセットと身体の間に指が1本入る程度が目安になります。
- 軟性コルセットは下2本のベルトは少し強めに締めます。
- ベルトの固定では軟性コルセットは中央から、硬性コルセットでは下から締めます。

❌ 失敗の理ワケ由

- 胸腰椎装具は正しい位置で装着されることで、特定の部位に適切な圧力をかけます。
- 上下・左右の向きを誤ると、圧力のかかる位置がずれ、保護機能が十分に発揮されないことに加え、装具が身体に食い込み、痛みや不快感を引き起こす原因になります。
- 肌着やタオルを挟まずにコルセットを装着することで、装具が肌に接触して摩擦や圧迫が生じ、皮膚が擦りむけたり、赤くかぶれたりすることがあります。

私の失敗談

　ズボンの上に胸腰椎コルセットを装着したことで、トイレのたびに患者さんがコルセットを外さなければいけなくなりました。コルセットの上に下着のパンツとズボンをかぶせて履くことでコルセットの着脱数を減らすことができます。

一歩進んだ看護のワザ！

　患者さんが座位となったときに、コルセットの下縁が鼠径部に当たらない程度の位置を目安にすることで、ちょうどいい位置に装着することができます。

引用・参考文献
1) Bogaert, L. et al. Postoperative bracing after lumbar surgery : a survey amongst spinal surgeons in Belgium. Eur Spine J. 28 (2), 2019, 442-9.
2) Agabegi, SS. et al. Spinal orthoses. J Am Acad Orthop Surg. 18 (11), 2010, 657-67.

04 脊椎術後のポジショニング・体位変換：頸椎術後・胸腰椎術後

北里大学看護学部臨床看護学 講師　椿 美智博（つばき・みちひろ）
熊本整形外科病院看護部／日本運動器看護学会認定運動器看護師　佐野玉美（さの・たまみ）

頸椎術後・胸腰椎術後のポジショニングが重要な理由

　頸椎・胸腰椎の手術にはさまざまなものがありますが、いずれも術後における脊椎は不安定な状態であるため中間位を保持した姿勢を保つ必要があります。加えて、術後に使用する外固定具の効果については十分に理解をする必要があります。 3章02 のとおり、頸椎固定術後の患者さんでは、頸椎・頸髄の二次的な損傷を避けるために頸椎カラーを装着しますが、頸椎固定における有効性を示すエビデンスはほとんど存在しません[1]。胸腰椎の脊椎固定術後に使用する胸腰椎装具においても、術後の脊椎装具の使用は十分なエビデンスが示されていません[2]。そのため、脊椎術後のポジショニングは外固定用具に頼りすぎず、しっかりとした中間位体位を保つことにより安静を保持する必要があります。

動画でチェック！

ここでは体位変換の手順を動画と写真を用いて解説します。

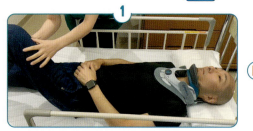

1
- 患者さんの膝を立てる

患者さんが向こうとする側に看護師が立ち、患者さんの膝を立てる。

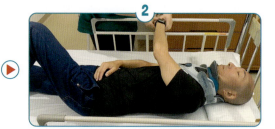

2
- 患者さんにベッド柵を保持してもらう

可能であれば患者さんにベッド柵を保持してもらって協力を促す。

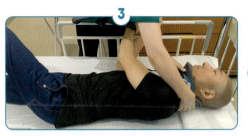
● 頸部を保持しながら側臥位にする
患者さんの正中位が保たれるように頸部を保持する。

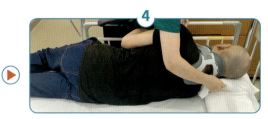
● 枕の位置を整える
正中位になるように腰や枕の位置を整える。

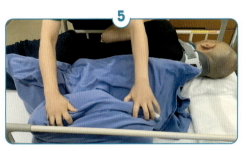
● 背部に枕を当てる
患者さんが安楽になるよう背部を枕で支える。

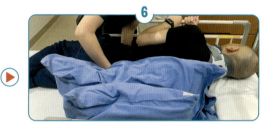
● 腰と肩の位置を整える
患者さんの負担のない体位に整える。

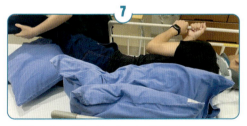
● 膝のあいだにクッションを挟む
患者さんの膝の間にクッションを挟むことで回旋を予防する。

成功のコツ！

- 術後は創部痛により体動が制限されるため、同一体位による苦痛を取り除きます。
- 仰臥位の場合は膝下にクッションを入れることで腰部の負担が軽減します。

3章 脊椎の看護技術

整形外科看護 2024 冬季増刊 89

失敗の理由

- 腰の引きすぎによって過度な腰椎前屈をとることは、腰椎に過度な圧力をかけてしまい術後の回復を遅らせ、痛みや合併症を引き起こすおそれがあります。
- 頚椎術後における過度な前屈、後屈、側屈は頚椎に不均等な負荷がかかり、治癒を妨げるだけでなく、神経への圧迫も引き起こすおそれがあります。
- 胸腰椎術後に体幹が回旋した状態は、術後部位に負担をかけ、治癒の遅延や再損傷を引き起こすリスクがあります。

一歩進んだ看護のワザ！

　頚椎保護を目的とした正中中間位は患者さんの鼻筋と体幹の正中線を一直線に合わせる体位をとる必要があります。このときの確認方法として、患者さんの鼻・顎・臍が一直線にあるかを確かめることで判断できます。

引用・参考文献
1) Hawkins, SC. et al. Wilderness Medical Society Clinical Practice Guidelines for Spinal Cord Protection : 2024 Update. Wilderness Environ Med. 35（1_suppl）, 2024, 78S-93S.
2) Agabegi, SS. et al. Spinal orthoses. J Am Acad Orthop Surg. 18（11）, 2010, 657-67.

05 脊椎術後の移乗：頸椎術後・腰椎術後

元・横浜市立大学附属市民総合医療センター 看護部 初療室　**中嶋彩紀子**（なかじま・さきこ）
熊本整形外科病院看護部／日本運動器看護学会認定運動器看護師　**佐野玉美**（さの・たまみ）

目的

脊椎術後では、車椅子への移乗は、早期離床の補助・日常生活動作（ADL）の援助・拡大への筋力訓練などの目的があります。

頸椎・胸腰椎術後は、上肢・下肢の麻痺、しびれ、術後の創部の疼痛など症状が多岐にわたるため、患者さんの状態に合わせて車椅子を選択し、移動の仕方を考えます。

ポイント

患者さんの状態に合った移乗方法や車椅子の選択が必要です 図 。車椅子への移乗の際は、脊椎の捻転や前屈・後屈などが起こりやすいため、必ず固定器具を装着して実施します。

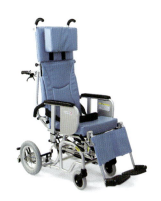

図　リクライニング車椅子
（株式会社カワムラサイクルより許諾を得て掲載）

要注意!!

疾患や術式によりますが、術後1〜2日間はベッド上安静が必要なため、初回移乗時などは起立性低血圧や静脈血栓塞栓症（VTE）が起こるリスクが高いため、初回移乗時のバイタルサインはよく観察します。また、深部静脈血栓症（DVT）がある患者さんでは肺血栓塞栓症（PTE）になるリスクが非常に高いため、離床開始時期に関しては医師に確認してから行います。

写真でチェック！

頸椎・腰椎の術後の移乗

- カラーやコルセットがしっかり装着されているかを確認して実施します。
- 術後の初回の起き上がりの際は、起立性低血圧を起こし転倒する可能性があるので、患者さんの顔色やめまいの有無などを確認しながら、必要時血圧を測りながら実施します。

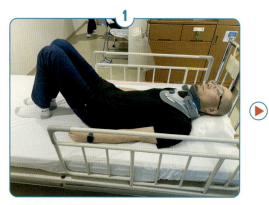

1 両膝を立てる。

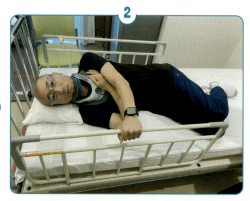

2 ベッド柵を引き寄せるようにして側臥位になる。

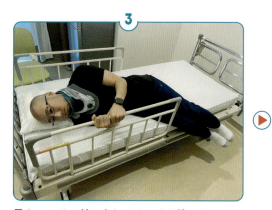

3 足をベッドの外に出してゆっくり降ろす。

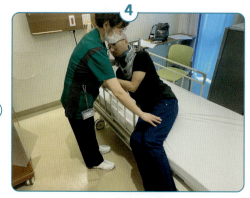

4 ベッドに肘をつきながら体幹を支えて起き上がる。必要時は看護師が介助する。

車椅子への移乗・歩行器の使用時

- ドレーンバッグなどがある際は首からぶら下げ、誤抜去がないように気を付けます。
- 起立性低血圧に引き続き注意し、患者さんの状態や自覚症状を確認しながら実施します。

車椅子への移乗

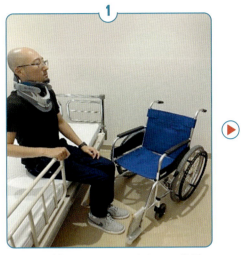

ベッドに対して20〜30°くらいの位置に車椅子を設置する。

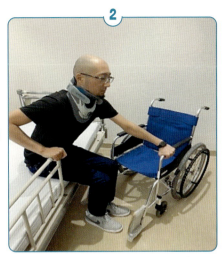

頸部前・後屈、前傾姿勢で腰部に負担をかけないように移乗する。

歩行器の使用

・高さを合わせて実施します。

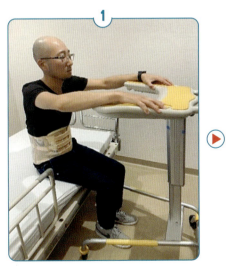

両手で歩行器を保持し、足部を安定した位置に置く。

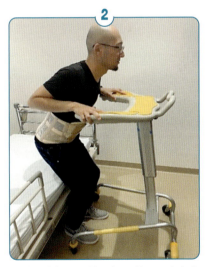

両手を歩行器に強く押し付けて立ち上がる。

引用・参考文献
1) 島袋尚紀. 頸椎術後の患者さん. 整形外科看護. 2017, 22 (2), 111.
2) 佐藤国美ほか. 腰椎術後の体位変換・移乗のテクニック. 整形外科看護. 16 (3), 2011, 32.

06 頸椎術後の食事介助

東海大学医学部付属病院 看護部 高度救命救急センター／摂食・嚥下障害看護認定看護師
尾崎万記（おさき・まき）

頸椎前方固定術後、頸椎後方固定術後の嚥下障害

椎体前面には下咽頭や気管・食道が位置し、甲状舌骨筋などの筋肉も配置されています **図1**。また頸前外側には反回神経が走行していることから、椎体近傍は嚥下機能にとって非常に重要な働きを担っています。頸椎前方固定術は、これらの嚥下機能にかかわる器官・神経・筋肉を損傷する危険性があります。食道を損傷した場合には、追加の処置に加え術後の絶飲食も必要となり食事開始が遅れます。また、術中の操作により反回神経麻痺となった場合は、声帯の運動麻痺が起こることで嗄声が出現したり、嚥下時の声門閉鎖が不十分となることで誤嚥の危険性も高まります。

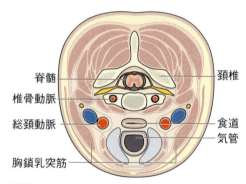

図1 頸椎前面近傍の解剖

頸椎後方固定術においても、上位頸椎固定や後頭頸椎固定術の場合には、呼吸障害や嚥下障害が生じる可能性があります。

ほかにも、術中の挿管操作や気管チューブによる咽頭部の損傷、術後の咽喉頭浮腫や血腫による気道圧迫・気道閉塞も呼吸機能や嚥下機能を低下させ、術後の食事開始に影響を及ぼします。

食事開始前に

術後の全身状態が安定している場合、覚醒してから3時間程度で腸蠕動音が聴取できたら、医師の許可のもと改訂水飲みテストを実施します。改訂水飲みテストを実施する前には、術後の悪心・嘔吐の有無を確認し、安静度指示・疼痛に合わせて可能な範囲でのギャッチアップを

行いましょう。また、反回神経麻痺によって出現する嗄声がないこと、唾液の飲み込みで嚥下反射が問題なく起こることを確認します。改訂水飲みテストを実施し、呼吸状態の変化やむせ込みなどがなく、腹部症状もなければ食事開始となります。食事開始にあたり、上肢の運動機能評価を行って可能な摂取方法を検討します。上肢に麻痺やしびれ、巧緻運動機能障害があり自力での食事が困難な場合は食事介助や自助具が必要になります 図2 。

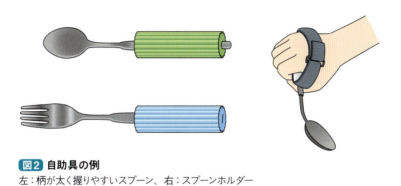

図2 自助具の例
左：柄が太く握りやすいスプーン、右：スプーンホルダー

食事介助の手順

姿勢調整

安静度や疼痛に合わせて可能な範囲でギャッチアップします 図3 。

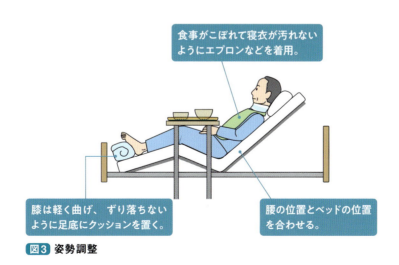

図3 姿勢調整

食べやすい食事形態

食べやすいサイズ・食事形態とし、食事内容に応じたお皿・自助具や滑り止めマットを使います 図4 。

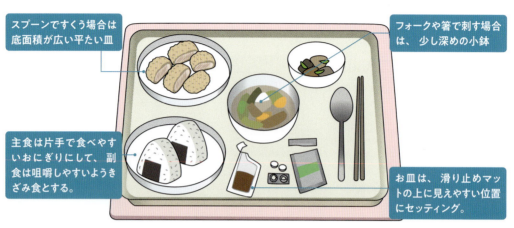

図4 食べやすい食事形態

 成功のコツ！

頚椎の術後は、頚椎安静保持のためソフトカラーや頚椎カラーを装着するので、頚部の前後屈・回旋の可動域や開口可能な範囲に制限が生じます。頚部のポジショニングは嚥下運動に大きく影響しており、頚部の可動域が制限されて普段と同じように食事ができないことは誤嚥のリスクを高めます。食事の前には、可能な範囲でギャッチアップを行い、正しい姿勢に調整しましょう。また、頚椎カラーによって十分に開口ができない、咀嚼がしづらい場合は、きざみ食など小さくて口に入りやすく、咀嚼しやすい食形態への変更も検討しましょう。

失敗の理由（ワケ）

■ **口腔内が汚染している状態での経口摂取開始はNG!**

術後、経口摂取を開始する前には口腔内の観察を行い、汚染がある場合は必ず口腔ケアを実施したうえで改訂水飲みテストなどの評価を開始します。術前に嚥下障害がなかった患者さんにも、術後は嚥下障害が生じる可能性があります。口腔内が汚染した状態で評価を行い、口腔内の菌を含んだ水を誤嚥した場合、誤嚥性肺炎を発症するリスクが高くなります。経口摂取を開始するうえで口腔内が清潔であることは必須です。上肢に麻痺やしびれがあり、自力での口腔ケアが十分に実施できない場合には、介助のもとで口腔内が清潔な状態で経口摂取ができるように支援していきます 図5 。

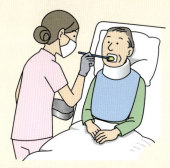
図5 口腔ケアの支援

私の失敗談

■ **食べない原因はなに？**

術後は「お腹が空かない」「普段からそんなに量は食べない」と言って、食事摂取量がなかなか増えない患者さんがいます。よくよくお話を伺ってみると、「食べたら便が出るから」と排泄面を心配して意識的に食べないようにしていたり、上肢運動機能障害でうまく口に運べないため食事に時間がかかって疲れてしまうなど、患者さんによって食べない・食べられない理由はさまざまです。「食べたくないからいらない」の言葉のなかにある食べない原因を探し、適切な介入を行うことは、食事摂取量低下による栄養状態の悪化を予防するうえでも重要です。

一歩進んだ看護のワザ！

■ **ここまで知っておけば安心!**

嚥下機能に障害がある場合、経口摂取開始時は誤嚥性肺炎の症状に注意して観察を行いましょう。経口摂取開始後の発熱は、誤嚥性肺炎を発症している可能性が大いにあります。また、食事中の呼吸回数の増加、食事中や食事後の喀痰量の増加や湿性嗄声なども誤嚥性肺炎を疑う症状になります。これらの症状に注意し、早期発見と迅速な対応が必要です。

引用・参考文献
1) 白沢栄樹．"頚椎前方除圧固定術"．入院から退院までのチャートで学ぶ 整形外科病棟の術式別ケアマニュアル．高平尚伸編．整形外科看護秋季増刊．大阪，メディカ出版，2021，39-42．
2) 生田真梨．"頚椎術後の食事介助"．いちばん使える整形外科ならではの看護技術．萩野浩編．整形外科看護秋季増刊．大阪，メディカ出版，2020，132-5．

07 脊椎術後の清潔介助：清拭・シャワー浴

元・横浜市立大学附属市民総合医療センター 看護部 初療室 **中嶋彩紀子**（なかじま・さきこ）
熊本整形外科病院看護部／日本運動器看護学会認定運動器看護師 **佐野玉美**（さの・たまみ）

目的

　脊椎術後は、固定装具などによる蒸れや摩擦によって皮膚トラブルが起こりやすい状態です。また、術後の疼痛による体動や安静度の制限などで、ベッド上で過ごす時間が長くなることも皮膚トラブルを招く要因になります。患者さんの身体を観察し、創部の感染徴候がないかを確認するために清潔介助を実施します。

　長期間の入院である場合は、患者さんの気分転換やリフレッシュを図る目的もあります。

ポイント

　脊椎術後は手術部位の安静保持のため、身体をひねりすぎたり、曲げすぎたりしないことが大切です。また、安静度制限や疼痛などによる可動域制限があったりするため、患者さんとよく相談しながら快適に実施できるように調整する必要があります。

清拭のポイント

■ **清拭の前にバイタルサインを測定する**
　手術内容によっては術中出血をしている可能性もあります。異常なバイタルサインがないかを確認してから、清拭を実施します。

■ **患者さんに倦怠感の有無や疼痛の有無を確認し、清潔介助への同意を得る**
　創部の疼痛がある場合は、医師と鎮痛薬などの使用を検討してから実施します。

シャワー浴のポイント

・転倒や危険な体位などに注意するよう患者さんに指導し、実際に行えているかを確認しましょう。

・退院後を見据えて、患者さんがしにくい動作などがないか相談しながら実施しましょう。また、自宅と同じような環境に整え、退院後に困ることがないかも確認します。

写真でチェック！

頸椎術後の清拭

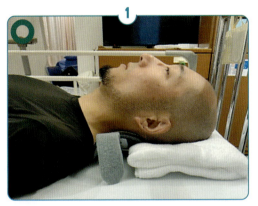

ネックカラーを外す際は、正しい位置を保てるよう調整する。

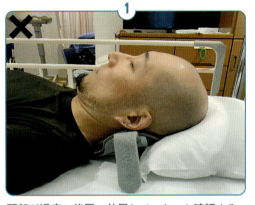

頸部が過度に後屈・伸展していないか確認する。

 成功のコツ！

- **頸椎術後の清拭**
  ・装具を外す際は、急に首をひねったりしないように患者さんへ説明します。

腰椎術後の清拭

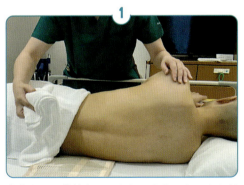

患者さんの体幹をひねらないようにしっかり軸を保ったまま側臥位にする。

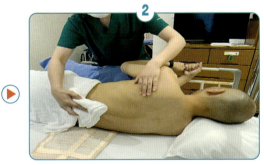

安定した体勢が保持できる状態で固定装具を外して清拭を行う。

頸椎術後のシャワー浴

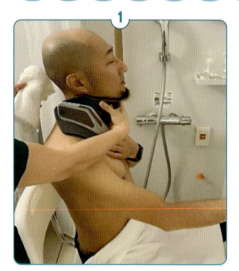

カラーの前方を押さえ首の後ろを拭く。

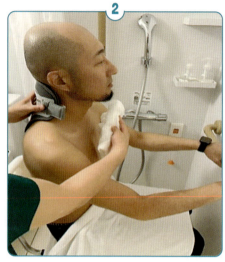

カラーの後方を押さえ、前頸部を拭く。

成功のコツ！

■ 頸椎術後のシャワー浴
- カラーを外してよいタイミングは医師へ確認します。
- カラーを外す際は、過度の前・後屈、回旋をしないように説明します。
- カラーで皮膚トラブルが起こっていないか確認します。

胸腰椎術後のシャワー浴

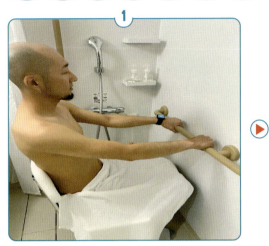

背もたれのある椅子などを使用し、できるだけ体幹が支えられるようにする。

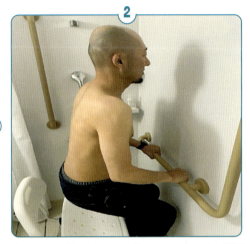

立ち上がる際は手すりを使い、できるだけ前屈にならないようにする。

成功のコツ！

■ 胸腰椎術後のシャワー浴
- コルセットを外してよいかは医師へ確認します。
- コルセットを外している際は、前・後屈、側屈、捻転をしないように説明します。

■ 退院を見据えてうまく進めるコツ

退院を見据えて、行いにくい部分などがあれば理学療法士などに相談し、多職種でかかわります。また必要時は家族などとも連携を取って進めていきます。

引用・参考文献
1) 奥田玲子ほか．"排泄介助"．写真でトコトン！いちばんはじめの整形外科 きほんの看護技術．荻野浩編．整形外科看護春季増刊．大阪，メディカ出版，2014，160．

08 脊椎術後の排泄介助

元・横浜市立大学附属市民総合医療センター 看護部 初療室　**中嶋彩紀子**（なかじま・さきこ）
熊本整形外科病院看護部／日本運動器看護学会認定運動器看護師　**佐野玉美**（さの・たまみ）

目的

　脊椎術後は、医師の指示で安静度制限が設けられていることが多く、術直後はベッド上での排泄を余儀なくされることも多いです。しかし、ベッド上での排泄は羞恥心がともなうものであるため、安静度制限が拡大すれば、固定用具を正しく装着しながらトイレでの排泄が自立して行えるような援助が必要です。

　排便・排尿が安全に安楽に行えるように援助し、排泄の習慣や方法に関して指導することが排泄介助の目的です。

術後の排泄動作のポイント

　術後は、頚椎カラーや腰椎コルセットを使用した状態で排泄を行わなければいけません。術前の状況とは違い、手元や足元が見えにくく転倒のリスクが高いため、安全に十分配慮するよう説明が必要です。また、術後の疼痛や固定器具の影響などで術前とはかなり動作も違ってくるので排泄の時間は十分に確保するように説明しましょう。

一歩進んだ看護のワザ！

　術後は排尿障害をきたす可能性があるため、アセスメントを実施し、できるだけ早期に尿道カテーテルを抜去します。

　排尿がみられない場合は医師へ報告し、適宜導尿を実施します。

　また、体動制限や食欲低下によって、便秘になりやすいため、排便状況を確認して必要時は医師と下剤などの使用を検討しましょう。

写真でチェック！

頸椎術後の排泄介助

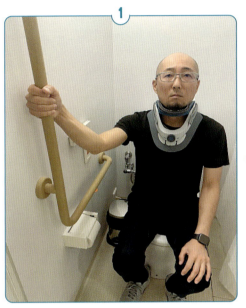

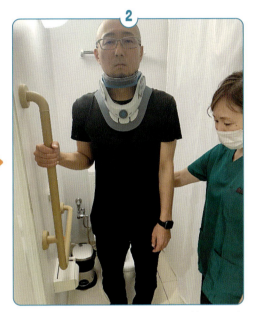

頸椎カラー装着時は頸部を前屈できず、手元や足元が見えにくいため、適宜手すりなどを使用するよう声をかけ、実施しにくいことがないかを確認する。

上肢に麻痺がある場合は、手すりを使ったり立位保持がむずかしかったりすることもあるので、看護師が前から腰部を支えるように保持する。

胸椎、腰椎術後の排泄介助

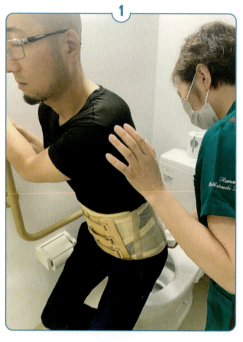

- 前屈動作などができないことで排泄動作の際に転倒のリスクが高くなるため、手すりを使用するよう説明し、看護師が必要時は保持する。
- コルセットをしている場合は拭きとり動作や下着の着脱がむずかしいため、患者さんが自分でスムーズに行えるようになるまでは看護師が介助します。

 ## 失敗の理由

腰部を屈曲したり、ひねったりする動作は行わないように、患者さんに説明します。

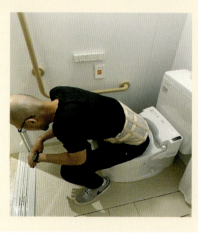
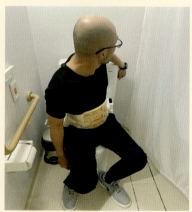

引用・参考文献
1) 荻原麻紀. 脊椎疾患患者さんの排泄ケアのポイント. 整形外科看護. 27（7）, 2022, 75-7.
2) 宇田聡子ほか. 整形外科の看護技術. 整形外科看護. 16（5）, 2011, 78.

09 術後合併症の観察ポイント（硬膜外血腫、髄液漏）

北里大学看護学部基礎看護学 助教 **上條翔矢**（かみじょう・しょうや）
熊本整形外科病院看護部／日本運動器看護学会認定運動器看護師 **佐野玉美**（さの・たまみ）

硬膜外血腫の病態生理

手術操作で生じた血液は通常はドレーンによって排出されますが、閉塞などのトラブルによってうまく創外に排出されない場合があります。硬膜外腔内に血液が貯留した状態を硬膜外血腫といい、周囲の神経を圧迫することで疼痛や麻痺などが生じます。2011年に国内で行われた調査では、脊椎術後の合併症のうち、硬膜外血腫の発生率は0.9%とされています[1]。術式によっても発生率は異なりますが、高血圧の既往、抗凝固薬・抗血小板薬の使用、血液凝固能の低下などがある場合は硬膜外血腫のリスクが高まります。

特徴

硬膜外血腫が生じた時期について、術後当日と報告している文献[2]や、術直後、術後1日目、2日目、5日目と報告している文献などがあります[3]。そのため、手術部位や術式を把握したうえで、術直後から数日間はとくに留意して観察をしましょう。

硬膜外血腫の症状として麻痺やしびれを生じることがありますが、整形外科病棟の患者さんのなかには術前からすでにこれらの神経症状を認めている場合もあるので、術前の状態と比較して観察することが重要といえます。

観察のポイント

ドレーンの排液量や性状、ガーゼ上の出血量の程度、色、疼痛の有無、麻痺の有無や程度、しびれの有無や程度などについて留意して観察しましょう 表1 。ドレーンの排液量が急激に減少した場合やガーゼ上に多量の血性汚染が生じた場合などは、効果的にドレナージが行われていない可能性があります。また、頚椎の手術では、呼吸状態の観察も重要です。

> **表1** おもな観察ポイント
>
> ・ドレーンの色、性状、排液量
>   ※急激な量の減少は、ドレナージされていない可能性がある
> ・ドレーンチューブの閉塞、屈曲の有無
> ・疼痛の有無、程度（創部やその周囲、上下肢など）
> ・ガーゼ上の血性汚染の有無、程度
> ・麻痺の有無、程度

髄液漏の病態生理

脳脊髄液はおもに脳室の脈絡叢で産出、分泌されており、脳や脊髄を保護する役割があります。循環している脳脊髄液は約150mLで、1日あたり約500mL産出されます。つまり、1日に3〜4回入れ替わっている計算になります。脈絡叢で産出、分泌された脳脊髄液は、最終的にはくも膜顆粒などから静脈系にほぼ同量が吸収されます。

脳や脊髄は髄膜で覆われています。髄膜は外側から、硬膜、くも膜、軟膜の3層で成り立っています。硬膜の内側にはくも膜が張り付いており、くも膜と軟膜の間は脳脊髄液で満たされています。脊椎への手術操作によって硬膜およびくも膜が損傷されると、髄液漏れが生じる場合があります。このとき、頭蓋内圧が過度に低下することで、低髄圧症状を呈することがあります。2011年に国内で行われた調査によると、脊椎術後の合併症のうち、髄液漏の発生率は0.5%とされています[1]。

また、髄液漏が生じると、外部との交通が認められた状態となります。感染のリスクが高くなり、とくに髄膜炎の症状に注意する必要があります。

特徴

座位や起立位になると頭痛を生じやすいのが特徴の1つです。これらの体位を継続することで、短時間以内に症状が悪化することが多いとされています[4]。

観察ポイント

おもな観察ポイントとして、ドレーン排液の量や性状、色のほか、ガーゼ上の出血の量や性状、頭痛（とくに起立性頭痛）、悪心・嘔吐、めまいなどの有無や程度などがあります **表2**。ドレーン排液が漿液性で量も多い場合には、髄液漏が生じている可能性があります。

髄液漏を認める場合は髄膜炎を発症する可能性があるため、発熱などの感染症状のほか、意識障害の有無とその程度、髄膜刺激症状である項部硬直の有無などの観察が必要になります。

表2 おもな観察ポイント

髄液漏	・ドレーン排液の色、性状、量 ・頭痛、悪心・嘔吐、めまいなどの有無、程度
髄膜炎	・意識障害の有無、程度 ・頭痛、嘔吐の有無、程度 ・発熱の有無 ・髄膜刺激症状の有無（項部硬直、ケルニッヒ徴候、ブルジンスキー徴候など）

評価方法

徒手筋力検査（MMT）

　ここまで硬膜外血腫と髄液漏の病態生理、特徴、観察ポイントを解説してきましたが、観察時には正しく評価することが求められます。ここからは硬膜外血腫の症状の1つである麻痺の有無・程度を評価するために用いることが多い、徒手筋力検査（MMT）について解説します。

　MMTは1つの関節運動における筋力を「0」から「5」までの6段階で評価する検査法で、整形外科病棟ではよく行います。**図1** では肩関節の外転を例にしています。検査を行ううえで、まずポイントはMMT3の動きを患者さんにしてもらうことです。患者さん自身で動かせない場合は、重力を除去（**図1** 中では、MMT0〜2の仰臥位）して検査を行います。動かせる場合には患者さんに姿勢を維持するように伝えたうえで、関節運動に対して垂直にゆっくりと抵抗を加え、3〜5を判断します。

　整形外科病棟で勤務する看護師は1日に何回もMMTで評価します。よく行う検査のため、機械的な説明になってしまうことがあります。MMTの評価には患者さんの協力が不可欠です。患者さんの性格や感じ方、状態は一人ひとり異なるので、患者さんに応じて説明を工夫する必要があります。

グラスゴー・コーマ・スケール（GCS）

　髄膜炎の観察ポイントの1つに、意識障害の有無や程度を挙げました。また、髄液漏の重症度によっても意識障害を呈することがあります。このような意識障害を評価する方法には、ジャパン・コーマ・スケール（JCS）と、**表3** に示すグラスゴー・コーマ・スケール（GCS）がよく使用されます。JCSは簡便ではありますが、意識レベルの判定に評価者間のばらつきがあるとされ、GCSは評価者間の一致率は高いものの、複雑であるといわれています[5]。GCSは、開眼（E：eye opening）、最良言語反応（V：best verbal response）、最良運動反応（best motor response）の評価項目があります。本稿では、そのうち、6段階で表現される最良運動反応の覚え方について紹介します。**図2** は“アジミ体操”とよばれ、身振りを用いて視覚的に記憶する方法として考案されたものです[6]。M1〜M6のレベルに応じてみられる反応と数字を

整形外科看護 2024 冬季増刊　107

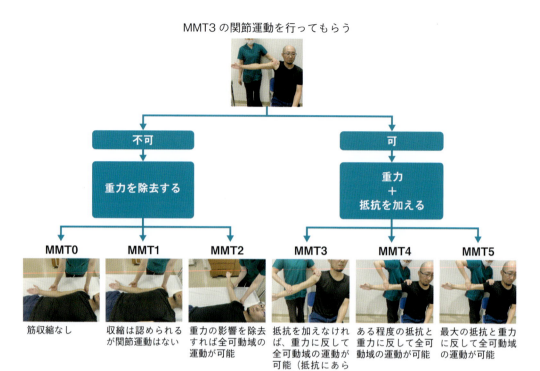

図1 肩関節外転時における MMT の評価（文献7を参考に作成）

表3 グラスゴー・コーマ・スケール（GCS）

	E：eye opening（開眼）	V：best verbal response（最良言語反応）	M：best motor response（最良運動反応）
6点	—	—	命令に応じる
5点	—	見当識あり	疼痛部位を認識する
4点	自発的に開眼	混乱した会話	痛み刺激から逃避する
3点	よびかけにより開眼	不適当な発語	痛み刺激に対して屈曲運動を示す
2点	痛み刺激により開眼	理解不明の音声	痛み刺激に対して伸展運動を示す
1点	痛み刺激でも開眼しない	発語なし	痛み刺激に対して反応なし

各項目の合計点で意識障害を評価し、点数が小さいほど重度と判断する
「E4：V5：M6＝15点」などと記載するとわかりやすい

紐づけています。

　整形外科病棟では、術後合併症が生じたときや転倒・転落によって頭部を打撲したときなど、切迫した場面でGCSを用いた評価を行うことがあります。そのような場面に備え、ぜひ自分の身体を使って覚えておきましょう。リーダー看護師や医師への報告時に活用できます。

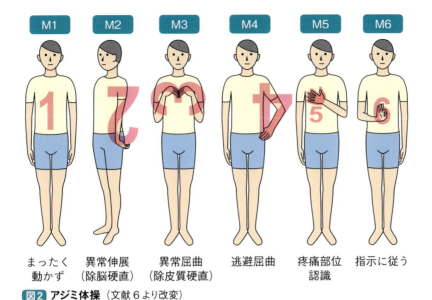

図2 アジミ体操（文献6より改変）

 成功のコツ！

患者さんによって術後合併症の発現時期は異なります。ときには、まれな症状を呈する患者さんもいます。いつもと違って「何かおかしい！」と気付くためには、知識や経験を有すること、患者さんの背景を押さえておくことが必要です。前述したとおり、硬膜外血腫や髄液漏の発生率はあまり高くないかもしれません。だからこそ、これらの合併症が起こったときに適切な方法で正しく評価を行い、すぐに異変に気付くことが重要です。日ごろからよく観察することはもちろんですが、観察力を向上させるために患者さんへのケアを振り返り、それをチームで共有することが大切です。

本稿では、MMTやGCSなど整形外科病棟で行うことが多い評価方法について、今一度復習ができるように紹介しました。これらを用いるポイントとして、観察結果を比較することが重要です。観察結果を一時点の「点」でとらえるのではなく、「線」として経時的にとらえるように意識しましょう。

硬膜外血腫や髄液漏の疑いがある場合、急遽CTやMRI検査などを行うことがあります。症状の観察だけではなく、患者さんの状態や使用されている医療機器などの情報も収集しておきましょう。患者さんの状態変化時に対応するためには、患者さんの身体の状態把握に加え、広い視野で観察することが求められます。

失敗の理由

新人看護師や他部署から異動してきた看護師に術後観察を依頼するときは、どのように依頼するかが重要になります。よくない依頼の仕方は、観察者がどこまで理解しているのか把握せず、いつもどおり依頼をすることです。おそらく整形外科の知識や経験が浅い看護師は、適切な術後観察を行うことができないでしょう。なぜ、その部位を観察する必要があるのか、何がいけない状態で、何が望ましい状態なのかなど、観察者がどこまで理解しているのか把握したうえで、依頼方法を工夫することが重要です。

一歩進んだ看護のワザ！

観察を行い、術後合併症などの異常所見を早期発見することは重要です。今回紹介した症状が見つかれば検査が追加されたり、場合によっては血腫除去術などが必要になる可能性があります。そういった場面では、患者さんや家族は大きな不安を抱えるでしょう。そのため、異常を見つける観察能力とともに、患者さんの気持ちに寄り添うこと、その姿勢を示すことが看護師にとって非常に重要です。

引用・参考文献

1) Imajo, Y. et al. Japanese 2011 nationwide survey on complications from spine surgery. J Orthop Sci. 20 (1), 2015, 38-54.
2) Seichi, A. et al. Neurological complications of cervical laminoplasty for patients with ossification of the posterior longitudinal ligament-a multi-institutional retrospective study. Spine (Phila Pa 1976). 36 (15), 2011, E998-E1003.
3) 鮫島浩司ほか. 当院における脊椎手術後硬膜外血腫の検討. 整形外科と災害外科. 51 (1), 2002, 26-8.
4) 鈴木晋介ほか. 関連8学会（日本脊髄障害医学会, 日本脊椎脊髄病学会, 日本脊髄外科学会, 日本脳神経外傷学会, 日本頭痛学会, 日本神経学会, 日本整形外科学会, 日本脳神経外科学会）合同 脳脊髄液漏出症診療指針. 嘉山孝正監. 国立研究開発法人日本医療研究開発機構 障害者対策総合研究開発事業 脳脊髄液減少症の非典型例及び小児例の診断・治療法開拓に関する研究班編. 東京, 中外医学社, 2019, 14-5.
5) 川並透. "症候". 脳・神経. 医療情報科学研究所編. 東京, メディックメディア, 2011, 458, （病気がみえる, 7）.
6) 安心院康彦ほか. 最良運動反応（Best motor response）の視覚的記憶法：病院前救護でのGlasgow Coma Scaleの普及を目指して. プレホスピタル・ケア. 21 (5), 2008, 1-7.
7) 山田深. "徒手筋力検査（MMT）". フィジカルアセスメント. 医療情報科学研究所編. 東京, メディックメディア, 2019, 347-9, （看護がみえる, 3）.

4章

上肢

の

看護技術

01 肩関節外転装具の着脱

都留市立病院 リハビリテーション科 作業療法士　**大胡田匡詞**（おおごだ・ただし）

肩関節外転装具使用の適応

　肩関節外転装具の使用が適応となる疾患としては、腱板断裂・肩関節脱臼の術後が多いです。

腱板断裂、肩関節脱臼とは

　腱板断裂とは、腱板という部位が外傷や加齢による変化で断裂した状態をいいます。腱板は棘上筋、棘下筋、小円筋、肩甲下筋という4つの筋肉によって構成されており、肩のさまざまな動作に関係しています。そのため、腱板断裂が生じることで、腕の挙上が困難となります。
　肩関節脱臼とは、肩関節を構成している上腕骨頭（上腕骨の一部）と関節窩（肩甲骨の一部）が外れてしまった状態です 図1、2 。肩関節は上腕骨頭に対して関節窩が浅くて小さい構造となっています。そのため、ほかの関節に比べて脱臼が生じやすいと考えられています。

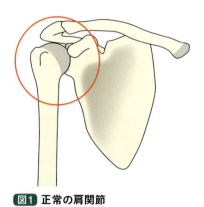

図1 正常の肩関節

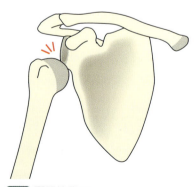

図2 肩関節脱臼

肩関節外転装具を使用する目的

　手術後で縫合した肩関節は弱く、腕の重さを支えることができないため、腕の重さを支えて術後の再断裂、再脱臼の予防を目的に使用します。また、装具の使用によって正しい姿勢で肩関節を保護することができ、縫合した部位の癒着を予防する効果もあります。

肩関節外転装具の使用期間

　筆者の施設では、腱板修復術後は約4週間、肩関節脱臼術後は6週間の使用期間となっています。所属している病院、施設によって手術形式が異なるため、担当医師に使用期間を確認することが必要です。

準備物品一覧

1	肩関節外転装具
2	ベッドサイドテーブル（昇降式）
3	クッション※

※サイドテーブルの代用として使用

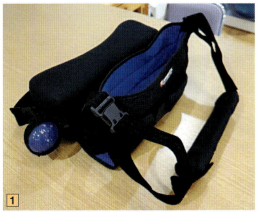
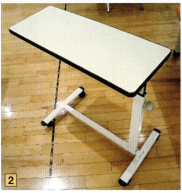
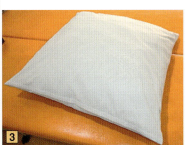

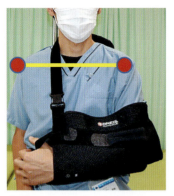
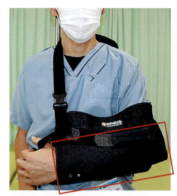
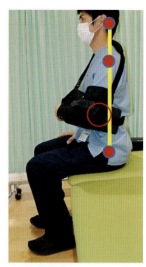

図3 装着のポイント：正面①　　図4 装着のポイント：正面②　　図5 装着のポイント：側面

肩関節外転装具の適切な装着ポイント

　正面から見ると両肩の高さが同じ状態になっており 図3 、さらに、肘から手関節遠位部が装具に収まっていることがポイントです 図4 。側面から見ると、装具に収まった肘が耳・肩峰・骨盤を結んだ線よりも前方に位置していることもポイントです 図5 。

肩関節外転装具の着脱前の注意点

着脱スペースの確保

　狭いスペースで着脱すると無理な姿勢になり、手術した部位への負担が強まります。自室のベッドサイドテーブルを使用して装具着脱を行う場合、事前にベッドサイドテーブル上の物品を整理・移動しておき、スペースを確保しておくことが大切です。

座面の高さ、硬さの確認

　座面の高さが適正であれば、側面から見ると骨盤と膝が同じ高さになります 図6 。座面の高さが適正でなければ、姿勢が崩れます 図7 。座面が高い場合、骨盤の位置が高くなり、体幹が屈曲します。それによって重心が前方に傾くため、バランスが崩れた姿勢での着脱となります。座面が低い場合、骨盤の位置が低くなって円背姿勢になります。それによって肩関節が前方に位置しやすく、手術部位への負担が強まります。

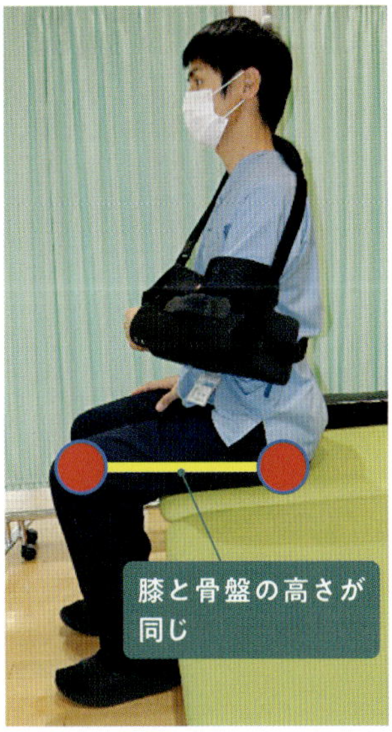

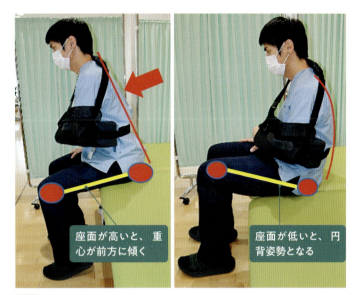

図6 正しい座面

図7 座面の高さによって生じたNG姿勢

　座面の硬さも重要です。エアマットのような軟らかいマットレスだと、骨盤が沈んで円背姿勢になります。術後、褥瘡などの皮膚トラブル予防のためにエアマットを用いることがありますが、肩関節外転装具を用いている場合は、皮膚トラブルに考慮しながら可能な範囲で座面が沈まないマットレスへの変更が必要です。

ベッドサイドテーブルの高さ

　ベッドサイドテーブルを適正な高さにして装具の着脱を行うことで、安定した姿勢での着脱が可能になります。ベッドサイドテーブルの高さの目安は、天板が臍付近に位置しており、両肩の高さが同じになっている状態です 図8 。ベッドサイドテーブルの高さが適正ではない場合 図9 、手術部位への負担が強まる、または頸部（首）が屈曲し、不安定な姿勢での装具着脱となります。

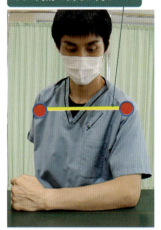
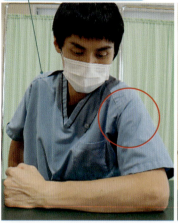
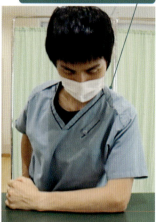

ベッドサイドテーブルの天板高さが臍付近に位置している。両肩の高さが同じ

テーブルが高いと、肩甲骨が挙上姿勢となり、手術部位に負担がかかる

テーブルが低いと、頚部が屈曲する。不安定な姿勢での着脱となる

図8 ベッドサイドテーブルの高さが適正な場合

図9 ベッドサイドテーブルの高さが不適正な場合
左：高すぎる、右：低すぎる

 成功のコツ！

■ **ベッドサイドテーブルを使用しない場合** 図10

両大腿の前面にクッションを置いて腕をのせ、両肩の高さが同じになるよう調整すると、手術部位に負担が少ない状態で装具の着脱が可能になります。

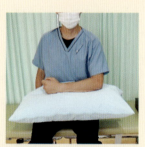

図10 クッションを使用した装具着脱

動画でチェック！

肩関節外転装具の装着

左上肢が患側の場合（ベッドサイドテーブルを使用）

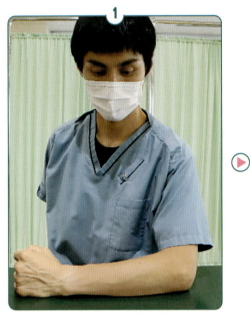

ベッドサイドテーブルの上に手術した側の腕を置く。

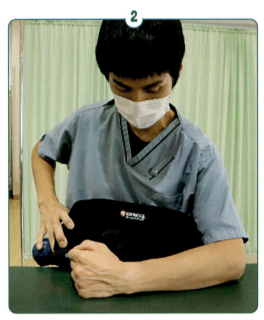

腹部の前方に装具を入れる。

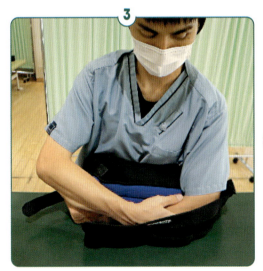

手術していないほうの手で、手術した側の腕を支え、装具の中に入れる。

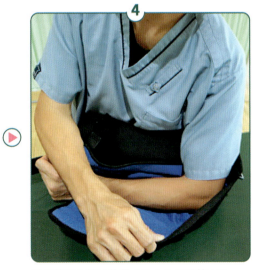

肘が装具の端に位置するように調整する。

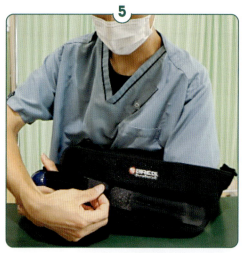
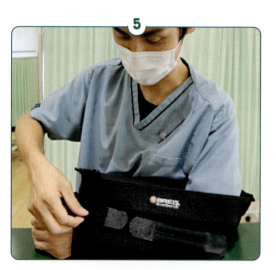

装具のベルトを締める（本装具は上面、側面の2カ所）。

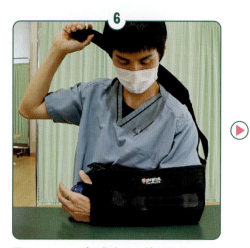
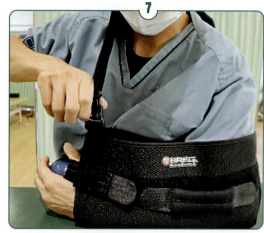

肩のストラップを背中から首に回す。

肩のストラップを装着する。

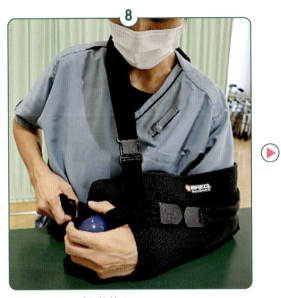

腰のストラップを装着する。

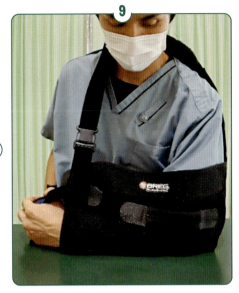

装着後の状態。

肩関節外転装具の脱着（取り外し）

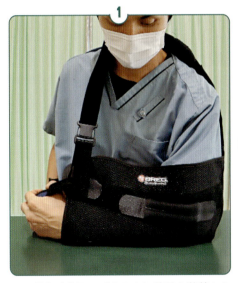

ベッドサイドテーブルの上に装具を装着した腕を置く。

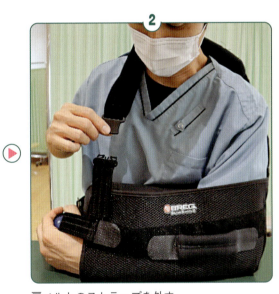

肩ベルトのストラップを外す。

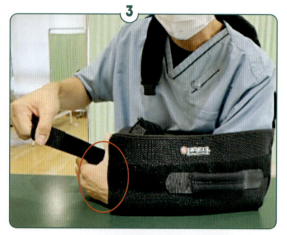

装具のベルトを外す（本装具は上面・側面の2カ所）。

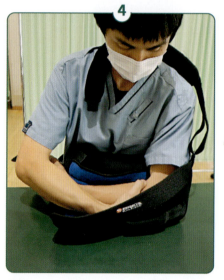

手術していないほうの手で、手術した側の腕を支える。装具の中から、手術した腕を抜き出す。

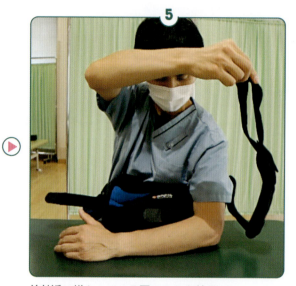

首付近に掛かっている肩ベルトを外す。

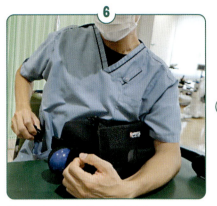
腰ベルトのストラップを外す。

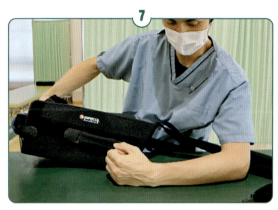
腹部の前にある装具を抜き取る。

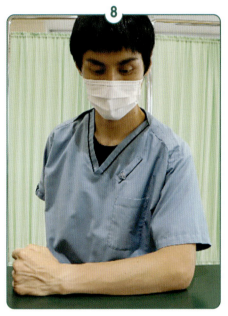
取り外し完了の状態。

02 肩関節術後の清潔援助：清拭・入浴

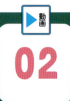

北里大学看護学部 基礎看護学 助教　**熊谷奈穂**（くまがい・なほ）
新上三川病院看護部／日本運動器看護学会認定運動器看護師　**櫻井久美子**（さくらい・くみこ）

反復性肩関節脱臼術後

- 術後装具固定期間：約3～4週間
- 固定肢位：肩関節の内旋位

失敗の理由（ワケ）

- 肩関節の外転位・外旋位は禁忌肢位→再脱臼の可能性大！

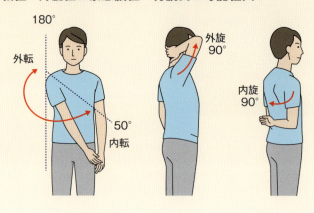

成功のコツ！

■ **術後の更衣・清拭・入浴時**
- 再脱臼を防ぐため患側肩関節が外転位・外旋位にならないように注意し、内旋位を保持する。
- 衣服着脱の際は、一度装具を外す必要がある。衣服の袖を通す際、着るときは患側から、脱ぐときは健側から行い、患側肩関節の外旋を防ぐ（脱健着患の原則）。

着衣

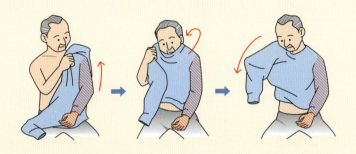

脱衣

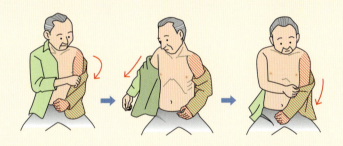

- おもに健側の手を用いて清拭を行い、患側はあまり動かさないようにする。

■ **術式や対象【鏡視下バンカート修復術】**
- 観血的手術と比べて疼痛が軽度で患者の年齢層も若いため、活動性が高く、患肢を動かしてしまいやすい。禁忌肢位をとってしまう可能性が大きいので注意する。
- 入院期間が短いため、入院中に指導を徹底しておく必要がある。

腱板縫合術後

- 術後装具固定期間：約3〜4週間
- 固定肢位：外転位の保持

失敗の理由（ワケ）

- 肩関節の内転・内旋位はNG →再断裂の可能性あり！

成功のコツ！

- **術後の更衣・清拭・入浴時**
- 更衣・清拭・入浴の一連の動作・姿勢で、患側肩関節の内転・内旋位を防ぎ、肩関節の外転位を保持する。
- 衣服着脱の際は、一度装具を外す必要がある。衣服の袖を通す際、着るときは患側から、脱ぐときは健側から行い、患側肩関節の内転・内旋を防ぐ（肘が肩より後ろにいかないように注意する）。
- おもに健側の手を用いて清拭を行い、患側はあまり動かさないようにする。
- 患肢は膝の上に乗せるなど、固定しておくことで疲れにくくなる。
- 脇を閉じないよう指導する。
- 入浴時に背中など手の届かないところを洗う際は、患肢ではなく柄付きブラシを使用する。
- 入浴用の装具を装着する際は、腕をテーブルもしくは膝の上に乗せて動かないように固定する。脇の下に装具を入れ、装具がテーブルや床と水平になるようにして装着する。
- 入浴中も患側の肩がすくんでいないことを確認し、肘が肩より前になるように注意する。

動画でチェック！

肩関節外転装具装着時の更衣・清拭・入浴

1
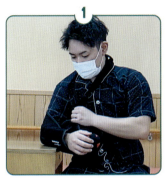
腕をテーブルなどに置いて動かないように固定して装具を外す。

2
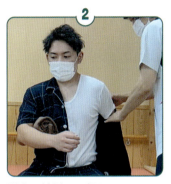
脱衣は健側から行う。

3
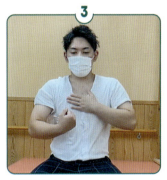
患側を動かさないようにして健側の手で清拭する。

4
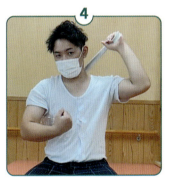
手の届かないところは柄つきブラシを使う。

5
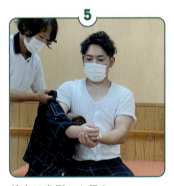
着衣は患側から行う。

6
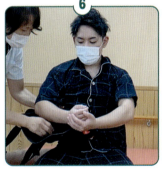
装具は脇の下から入れ、テーブルや床と水平になるようにして装着する。

▶動画

03 肩関節術後のポジショニング・体位変換

北里大学看護学部 基礎看護学 助教 **熊谷奈穂**（くまがい・なほ）
新上三川病院看護部／日本運動器看護学会認定運動器看護師 **櫻井久美子**（さくらい・くみこ）

肩関節術後のポジショニング

　肩関節術後はすべての動作を片手で行う必要があり、利き手を手術した場合にはより不自由さを感じることになります。そのため、入院時から術後の適切なポジショニング、装具装着指導を行い、術後の状態をイメージしてもらうことが大切です。また、どのような姿勢で疼痛が起こりやすいか、術後の症状や対処方法（ポジショニング）などを説明します。

　肩関節術後は肩関節周囲の筋緊張や関節内圧が高まることで痛みが出やすい状況です。とくに仰臥位・側臥位の姿勢で痛みが増強し、座位や立位姿勢が楽なことが多い傾向があります。伸展位（肘が背中のほうに下がる）、内転位（脇を閉じる）は肩関節に負担がかかる動きですが、仰臥位・側臥位では伸展位・内転位になりやすいことが理由として挙げられます。また、肩関節術後は、夜間に疼痛が増強することが特徴的であるため、睡眠時のポジショニングによって患者さんの痛みを軽減することが大切です。

　具体的には、装具やクッションを使用して、両肩の高さが同じになるよう整え、軽度屈曲・良肢位を保持します。安楽な姿勢は患者さんによって異なるため、疼痛の変化に合わせて調整し、安楽な姿勢を一緒に見つけていくことが大切です。枕・クッション・タオルなどが肩の一部にのみ当たってしまうと、疼痛の原因となったり、神経障害を引き起こすことがあるため注意しましょう。退院後も自宅の枕やクッションなどで肢位を調整できるように指導する必要があります。

仰臥位の場合 図1

・肘の下に枕やタオルを入れ、身体の横から見て肘を中央より高くする
・腋窩を軽く開いて抱き枕を抱き、肩が前に出ないようにする

側臥位の場合 図2

・背中から大きめの枕で支えたり、前で枕を抱えてもらうなど工夫し、肘が身体の横から見て中央より前や後ろにならないようにする

ポジショニング後のチェックポイント

・装具を適切に装着しているか
・肩峰の位置より肘関節が挙上しているか
・患肢が外旋・内転していないか

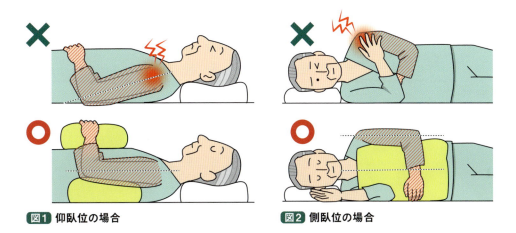

図1 仰臥位の場合　　図2 側臥位の場合

成功のコツ！

■ 装具装着中の看護のポイント

装具による皮膚トラブルの発生がないか、ベルトが当たって痛みがないか、装着により神経障害（しびれ）が生じていないかを確認します。手の閉じ開き（グーパー）ができるかや、しびれがある場合はしびれの範囲なども確認する必要があります。患者さん自身でも、しびれの範囲や程度を確認できるように指導します。さらに、装具でしっかり固定するという視点と合わせて、患者さんがリラックスできているかがより重要になることを忘れないようにしましょう。

肩関節術後の体位変換

　ベッド上で長時間同一体位をとると、疼痛増強や不眠・神経障害のリスクに加え、腰部や背部などほかの部位の疼痛出現や皮膚トラブルのリスクがあるため、定期的な体位変換が必要です。また、患者さん自身でも安全な体位変換ができるように、術後の状態をみて指導していくことがADLの拡大や早期退院にもつながります。

　患者さんが自身で体位変換を行う際は肩のポジショニングに注意して、肘が背中側に残らないように指導しましょう。

成功のコツ!

■ 仰臥位から側臥位への体位変換時の看護のポイント
・必ず患側が上になるように側臥位にする
・上半身全体を支えるよう支持して体位変換する

 動画でチェック!

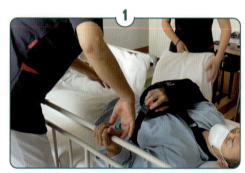

患者さんはベッドの健側に寄ってもらい、ベッド柵をつかんでもらい、肩と腰を支える。

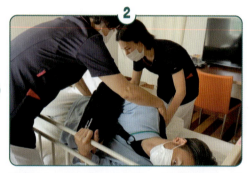

患者さんの肩と腰に手を置いて手前に引き、背中全体に枕やクッションを入れて姿勢を保持する。

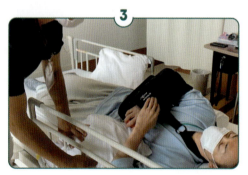

前腕の下にクッションを挿入し、肩の回旋を防ぐ。

仰臥位から端座位への体位変換の手順

体位変換後のチェックポイント

- 装具が正しく装着されているか。
- 肢位に不良はないか。
- とくに術直後は、腕神経叢ブロックにより患肢の感覚鈍麻が持続し、患者さん自身で患肢の肢位や症状の変化に気付きにくいため、看護師による継続的な観察と介入が必要。

【患者さんが1人で行う場合】

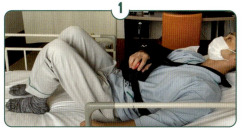

1. ベッドの健側に寄って、両足を曲げる。

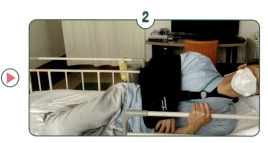

2. ベッド柵をつかみ健側を下にして身体を横に倒す。

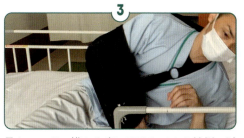

3. 足をベッドの横から床に下ろしてから健側の肘を支えにして身体を起こす。

成功のコツ！

ギャッチアップができないベッドの場合、正面から起き上がる、あるいは反動をつけて起き上がると肩に力が入りやすいため、健側を向き、足を降ろしてから肘をついてゆっくり起き上がるようにしましょう。

【看護師が介助する場合】

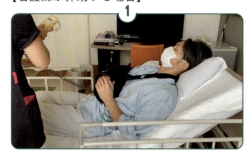

1. 足部→背部の順でギャッチアップし、身体のずれ落ちと肩への負担を防ぐ。

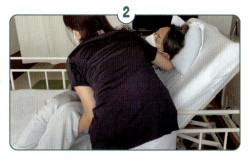

2. 患者さんの頸部と膝の後ろに手を回し、身体を起こしながらベッド横から足を床に下ろす。

04 上肢（肘から手）術後の清潔援助

北里大学看護学部 基礎看護学 助教　**熊谷奈穂**（くまがい・なほ）
新上三川病院看護部／日本運動器看護学会認定運動器看護師　**櫻井久美子**（さくらい・くみこ）

上肢創外固定器装着中の清潔援助

　上肢の骨折に対して、創外固定器を用いて骨折部を固定する場合がありますが、創外固定用のピンは皮膚上に出ているため、感染を起こしやすくなります。重症化すると深部に感染が波及して骨髄炎になる可能性があるため、感染の徴候を早期に発見することがとても重要です。感染徴候の把握のためには全身状態の観察とともに、創外固定部のピン刺入部からの滲出液の増加や発赤、熱感がないかどうかという局所症状の確認が大切です。

　感染予防のためにはピン刺入部の清潔保持も必須です。手術早期にはピン刺入部はガーゼなどで保護をしていますが、1～2週間程度して創部が問題なければ、医師の指示のもと、シャワー浴が可能となります。シャワー浴時には、ピン刺入部に湯を十分にかけ、ピン周辺の汚れを洗い流し、ガーゼなどでしっかりと水分を拭きとります。また、汚染された手指で創外固定器のピン周辺を触ると感染の原因となり得るため、患者さんにも指導しましょう。

　創外固定器装着中の安静度は、骨折部の安定性によるため、医師の指示を確認し、患部の安静度を遵守して清潔援助を行います。創外固定器に過度なストレスがかかると骨折部の転位や創外固定器のゆるみにつながるため、清潔援助中は圧迫したりぶつけたりしないよう注意しながら、局所症状もしっかり観察するようにしましょう。

成功のコツ！

・感染の徴候を早期に発見し、重症化を防ぐ
・シャワーで汚れを流し、清潔な状態を保つ
・安静度を確認し、過度なストレスがかからないように清潔援助を行う

> **準備物品一覧**

1. バスタオル2枚
   （拭きとり用、上肢固定用）
2. ペットボトル
3. 柄付きスポンジ
4. 着替え（必要時）

動画でチェック！

脱衣の介助

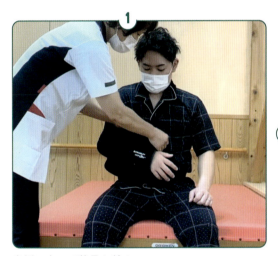

患側に立って装具を外す。

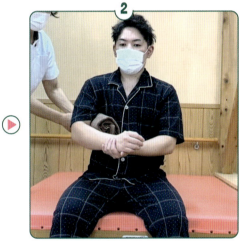

健側で患側の上肢を支えてもらいバスタオルを患側の腋に挟む。

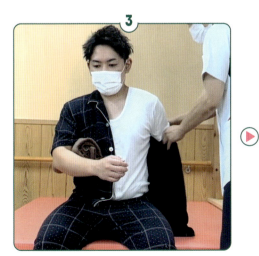

健側から脱がしていく。

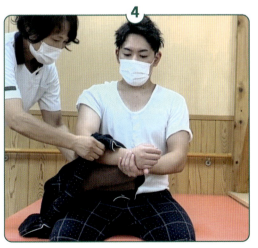

患側は肩が動かないように注意して脱がしていく。

入浴の介助

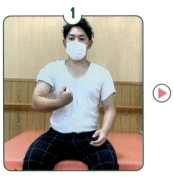
1 腋に挟んだバスタオルは、濡れてもよいペットボトル等に変える。

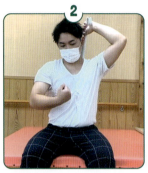
2 健側で洗ってもらい、手の届かないところは柄付きスポンジで洗ってもらう。

着衣の介助

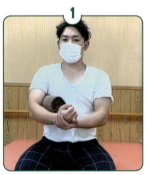
1 入浴後、体を拭きバスタオルを腋に挟み、健側で患側の上肢を支えてもらう。

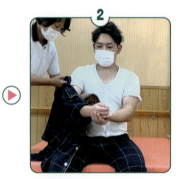
2 肩が動かないように注意して患側から着せていく。

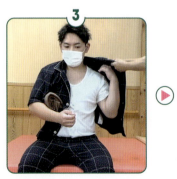
3 健側を着せる。

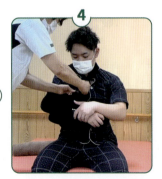
4 バスタオルを外し、装具を装着する。

ギプス装着中の清潔援助

■ 術後はギプス障害に注意する

　ギプス固定は骨折の治療でよく用いられる固定方法であり、上肢の骨折術後にもギプス固定法を用います。ギプス固定の際には、ギプス障害に注意する必要があります。骨折術後には創部付近が腫脹するため、ギプスと皮膚の間に余裕がないと、ギプスで圧迫されギプス障害を生じます。

　ギプス障害による循環障害では強い痛みが生じますが、骨折の術後に痛みを生じるのは通常であり、訴えには個人差が大きいため、強い痛みだけで判断することは困難です。そのため、末梢循環不良（脈拍消失、蒼白）、神経障害（しびれ、感覚障害、運動障害）の有無を確認する必要があります。ギプス障害が完成してしまうと筋肉が壊死し、神経障害も永続的となってしまいます。そのため、術後にギプス障害が疑わしい場合にはギプスをゆるめる、場合によっては除去するといった緊急的な対処が必要となります。

　発生してしまうと重篤な後遺症を残してしまうギプス障害は、予防が非常に重要です。術直後はとくに患部の挙上を徹底するとともに、可能であれば運動を促すようにしましょう。挙上はできるだけ高い位置に上肢を保持します。ベッド上ではクッションや身体の上に保持し、可能なかぎり心臓よりも高い位置に患部を保持するようにします 図1 。

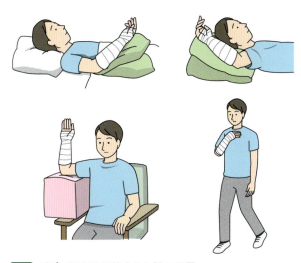

図1 ギプス障害を予防する上肢の位置

■ ギプス障害の予防にはシャワー浴が効果的

　シャワー浴で全身を清潔にすることも、ギプス障害発生予防に効果的です。ギプス固定中には、ビニール袋とビニールテープでギプスを覆い、シャワー浴を行います。ビニール袋で覆う

ときには、ビニール袋の口がギプスより 7 〜 8cm 程度上まで届くようにします。また、ビニール袋を固定する際は、ビニールテープをビニール袋の口の部分でらせん状に 2 重に巻き、皮膚とビニールテープに隙間がないよう密着させ、ビニール袋の中に水が入らないようにします 図2 。

上肢の術後、前腕を下げると疼痛が増強する場合は、三角巾を使用したままシャワー浴を行い、シャワー浴後に乾いたものと交換します。

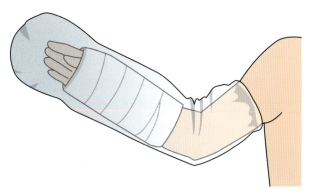

図2 ギプス固定中でのシャワー浴の方法

成功のコツ！

- 痛みや循環障害（脈拍、皮膚色、冷感、CRT）、神経障害（各神経領域の運動障害と感覚障害）の有無を確認し、ギプス障害発生を予防
- 挙上や運動を促し、骨折後の腫脹軽減を図る
- ギプスが濡れないよう清潔援助を行う

05 上肢（肘から手）術後のADL指導：食事介助・更衣

東海大学医学部付属病院 看護部 高度救命救急センター／摂食・嚥下障害看護認定看護師
尾崎万記（おさき・まき）

食事介助

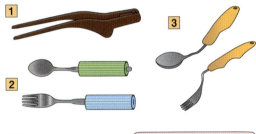

準備物品一覧

1. 弱い力で簡単にはさめ、利き手でなくても使いやすい箸
2. 握りやすいスプーン、フォーク
3. 自由に角度を変えられるスプーン、フォーク
4. ハンドルスポンジ
5. 滑り止めマット

はじめに

　上肢の術後は、患部の安静保持や疼痛のため、日常生活動作に制限が生じます。食事摂取に関しては、患部が利き手で固定されている場合はとくに慣れない健側での食事となるため、皿から食物をうまくすくえないなど、今までのスムーズな摂食行動が困難になります。肘から手に可動域制限があっても食べやすくなるように、フォークやスプーンに自助具を使用しましょう。また、健側のみで食事をする場合は、食器を持ち上げたり押さえることもむずかしくなります。食器の下に滑り止めマットを敷き、食器が滑ったり倒れることを予防します 図1 。

看護のポイント

利き手側が患部である場合、利き手でない健側でのお箸やスプーンの操作に慣れていないため、皿の上の食物をお箸で一口大に切り分け口に運ぶ動作ひとつも大変な労力が必要になります。食事形態に関しては、患者さんの食事状況に合わせながら、必要であれば主食を片手で食べられるおにぎりや、副食は一口で食べられる大きさにするなど、患者さんが食べやすくなるように調整しましょう。

注意点

片手しか動かせない場合は、食事に付いてくる調味料の開封や内服薬を包装シートから取り出すことも困難になります。食事セッティングの際に調味料を開封しておく、内服薬は包装シートから出した状態で渡す 図2 など、細やかな心配りを忘れないようにしましょう。

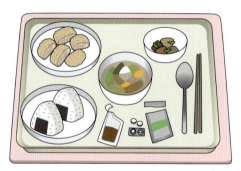

図1 食器や自助具、食事形態などの工夫

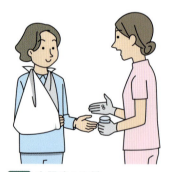

図2 内服時の支援

更衣

 成功のコツ！

上肢の術後は患部を固定されていることが多く、とくに手指が固定されている場合は更衣の際に1人で紐を結ぶ、ボタンやチャックを閉めるといった細かい作業がむずかしくなります。病院の寝衣には紐が付いている物が多いため、必要な場合は援助が必要です。また、肘から手をギプスやシーネで固定している場合は、袖口が狭い服や伸縮性がないシャツなどは袖を通しづらいため、患者さん自身で準備してもらう際には、袖口やアームホールが広く、伸縮性があるTシャツなどをすすめましょう。

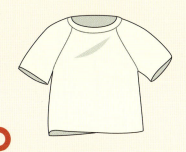

①袖口とアームホールが広く、伸縮性がある大きいサイズのTシャツ

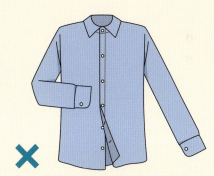

②避けたほうがよい服：袖口が狭く、ボタンやチャックが付いているもの、伸縮性がないもの

イラストでチェック！

着衣時

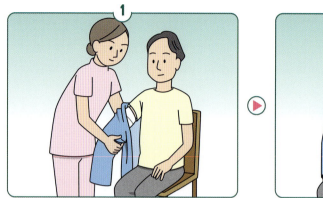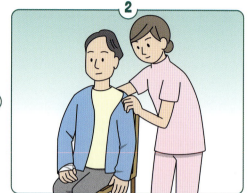

患側の腕からゆっくり袖を通し、健側の腕を通す。寝衣に紐が付いている場合は必要であれば介助する。

脱衣時

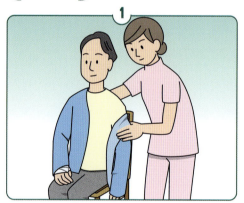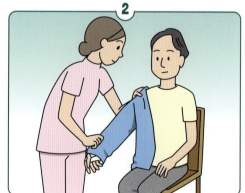

健側の腕から袖を抜き、患側の腕を抜く。

成功のコツ！

可動域制限や疼痛の程度により、できること・できないことは患者さんによって違います。疼痛によって動かせないといった症状がある場合は、適切なタイミングで痛み止めを使用するなど、患者さんのADL拡大に向けた支援が必要です。また、一律に介助するのではなく、患者さんに合わせてできることは患者さん自身で行うよう促し、退院後の生活を見据えたかかわりをしていくことが大切です。

引用・参考文献
1) 生田真梨. "上肢（肘〜手）術後のポジショニング". いちばん使える整形外科ならではの看護技術. 萩野浩編. 整形外科看護秋季増刊, 大阪, メディカ出版, 2020, 170.

06 上肢（肘から手）術後のポジショニング

北里大学 健康科学部基礎看護学 教授　**小山友里江**（こやま・ゆりえ）
北里大学 健康科学部看護学科 助手　**岡本亜希**（おかもと・あき）

はじめに

　ポジショニングのおもな目的には、関節可動域の維持、良肢位保持、褥瘡予防、運動機能の促通、筋緊張の調整、神経圧迫の予防、循環の改善などがあります。整形外科領域では、装具やギプスなどの医療関連機器の圧迫で生じる医療関連機器褥瘡（2024年2月名称変更）MDRPU（medical device related pressure ulcer）または MDRPI（medical device related pressure injury）も生じるため、適切なポジショニングを実施する必要があります。上肢（肘〜手）の術後は、浮腫・腫脹の予防のために患肢の挙上が必須となりますが、どの位置に患部を置いたらよいのかは、臥位と、座位または立位のときで分けると考えやすいです。ポイントは患部が心臓よりも高くなっているかどうかです。麻酔や痛み止めが効いているときは、ポジショニングが崩れやすいので注意して観察します。また、術中にターニケット（止血帯）を用いている場合は、術後一時的に感覚鈍麻、しびれや痛みが起こるので注意します。術後浮腫の予防が不十分だと、患者さんは浮腫にともなう痛みを自覚します。また、軟部組織の癒着や萎縮、関節可動域制限を引き起こすので、患者指導と並行しながら日々のポジショニングが適切に行われるように留意します。

臥位の場合のポジショニング

　手術が終わって帰室後は、麻酔やターニケット（止血帯）による影響が大きいので、ナースが適切にポジショニングを行う必要があります。小枕（クッション）は固すぎないものを選びます。固すぎるとその部分の圧迫による褥瘡が発生しやすくなります 図1 。

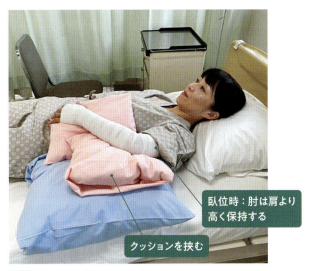

図1 臥位でのポジショニング
臥位時：肘は肩より高く保持する
クッションを挟む

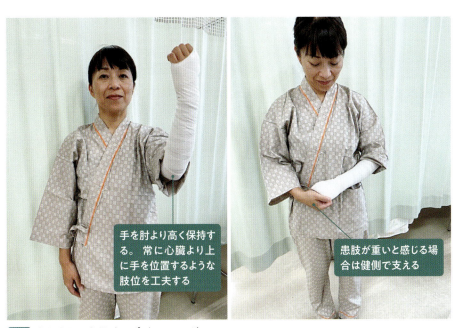

図2 座位または立位時のポジショニング
左：歩行する際　右：患肢が重いと感じる際

手を肘より高く保持する。常に心臓より上に手を位置するような肢位を工夫する

患肢が重いと感じる場合は健側で支える

座位または立位

　手は肘より高く保持します。歩行する際は手のひらを顔の方に向け、患肢が重いと感じるようであれば健側で肘を支えると楽です 図2 。患者さんによっては三角巾やアームスリングを併用するとよいでしょう。

失敗の理由

手が心臓よりも低い位置になるのはNGです。手を下げないようにしましょう。

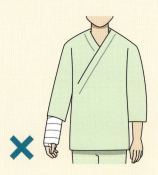

一歩進んだ看護のワザ！

■ **良肢位でのギプス・シーネ固定**

・手指の術後は、創部が包帯保護のみのこともあるが、基本的に上肢の術後は、患肢をギプスやシーネで固定をしていることが多い。

・長時間同一の肢位となるギプス・シーネ固定時は原則として良肢位で固定をする必要がある。

・良肢位での固定を怠ると、不良肢位による変形を生じる危険があるので、固定中・固定後をとおして良肢位が保持されているかを確認する。

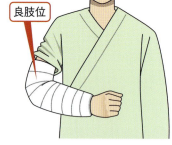

良肢位

写真でチェック！

三角巾の固定方法

　三角巾を使うときは患肢側や後頚部に結び目がこないように工夫をします。肘の結び目があたるときはテープで固定してもよいでしょう。

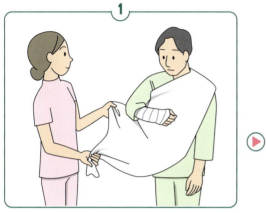

三角巾の当て方：三角巾の底辺を体軸と平行にして底辺部分を折り返し、三角巾の頂点を肘側に合わせる。

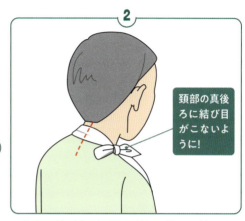

三角巾の結び方：両端を頚部の後ろで結ぶときは、皮膚トラブルや、結び目による疼痛を予防するため、頚部の真後ろ（頚椎上）に結び目がこないようにする。

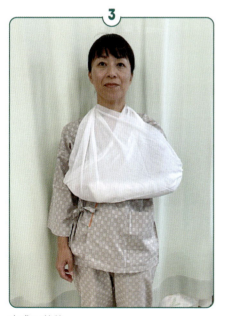

完成の状態。

成功のコツ！

肩外転装具をつけているときは距離感がつかみにくいので、歩行時やトイレ内でぶつからないように注意します。

三角巾固定での歩行練習：上肢術後の患者さんは、患肢をギプスや三角巾で固定しており、万が一患側方向へ転倒した際に患肢を負傷するリスクがあるため、患者さんの患側に立ち、見守りを行う。

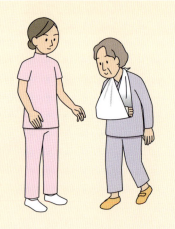

07 疼痛管理の看護

北里大学 健康科学部看護学科 教授　**小山友里江**（こやま・ゆりえ）

はじめに

　痛みは、生体の防御システムの１つで、外部からの刺数により傷ができたり骨が折れたりしたことなど人体に起こった変化を知らせてくれる大切なサインです。痛みは適切に緩和されないと、身体の変化を知らせてくれるサインであることよりも、患者さんにとって耐えがたい苦痛となり、生活への支障をもたらす不快な体験となっていきます。とくに痛みを感じ続けると、不眠や食欲不振、意欲の低下などをもたらし、生きることの楽しみや希望、人とのコミュニケーションまでも妨げ、不安や孤独感につながり、またそのことが痛みをより強くしてしまうという悪循環をもたらすことになりかねません。

　国際疼痛学会では、痛み（pain）は "An unpleasant sensory and emotional experience associated with, or resembling that associated with, actual or potential tissue damage."（実際の組織損傷もしくは組織損傷が起こりうる状態に付随する、あるいはそれに似た、感覚かつ情動の不快な体験）と定義されています。また、McCaffery は、「痛みは、それを体験している人が表現するとおりのもので、その人が痛いと表現するときにあるものである」と述べています[1]。つまり、痛みは体感している人にしかわからず、その人以外が把握することが難しい症状であり、体験です。痛みは感覚的、感情的な体験と表現されるように、体験とは、その人しか痛みの不快さや苦痛を認識できず、医療スタッフや家族・友人も、その痛みを体験している人の表情や言葉の表現からしか把握することができません。看護師は、患者さんが痛そうにしている、不快な表情をしているのを見逃さないように注意深く観察する必要があります。また、患者さんが表情に出ないように我慢したり、言葉にしなかったりして伝えないこともあり、観察した医療スタッフが把握できず、痛みについての医療スタッフ間の情報がばらばらで一定しなくなることもあります。患者さんにかかわるスタッフ内で共通した痛みの評価ツールを活用することも重要です 図、表 [2]。

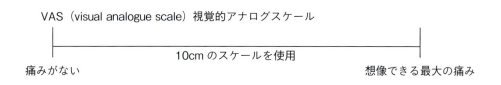

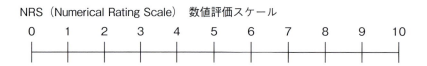

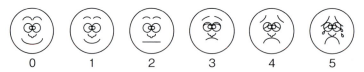

図 痛みの強さの評価スケール

表 CPOT（critical-care pain observation tool）（文献2を参考に作成）

項目	説明	スコア	
表情	緊張なし	リラックス	0
	しかめる、眉間のシワ、こわばる、筋肉の緊張	緊張	1
	上記に加えて、強く眼を閉じている	顔を歪める	2
身体の動き	動かない	動きなし	0
	ゆっくり慎重な動き、痛いところを触ったりさすったりする	抵抗	1
	チューブを引き抜く、突然立ち上がる、身体を動かす、命令に応じず攻撃的、ベッドから下りようとする	落ち着きなし	2
人工呼吸器との同調（挿管患者さん）	アラームがなく、容易に換気	同調	0
	アラームがあるが、止んだりもする	咳嗽はあるが同調	1
	非同期：換気がうまくできない、アラーム頻繁	ファイティング	2
発声（挿管していない患者さん）	通常のトーンで会話	リラックス	0
	ため息、うめき声	ため息 うめき声	1
	泣きわめく、すすり泣く	泣きわめく	2
筋緊張	受動的な動きに抵抗なし	リラックス	0
	受動的な動きに抵抗あり	緊張・硬直	1
	受動的な動きに強い抵抗あり、屈曲・伸展できない	強い緊張・硬直	2

挿管している・していない人両方に使用できる。患者さんの「表情」「身体の動き」「人工呼吸器との同調性」（挿管の場合）または「発声」（非挿管の場合）、「筋緊張」の4項目をそれぞれ0～2点で医療従事者が評価する。

痛みの機序

　痛みは、その発生源での組織や神経の損傷、圧迫、炎症による痛覚への刺激から、発痛物質が分泌され、それが、痛覚を刺激し神経を伝わり、大脳で痛みとして認知されます。

　部位による分類では、体性痛と内臓痛に大別されます。体性痛はズキズキ、キリキリなど表現されるような鋭い痛みであり、大脳の体性感覚野へ投射され、局在がはっきりしています。内臓痛はズーンとするような鈍い痛みで、投射部位や局在ははっきりしないという特性があります。整形外科領域で手術を受けた患者さんの大部分の痛みは体性痛です。

痛みの分類

侵害受容性疼痛

　痛みを原因別で分類すると、侵害受容性疼痛と神経障害性疼痛、痛覚変調性疼痛とに分けられます。

　侵害受容性疼痛は、侵害受容器を介する痛みで、熱刺激・機械刺激・化学刺激の受容器が痛みを起こす刺激を受け取ることで、患者さんは痛みを感じます。侵害受容性疼痛には、つねられたときの痛みや熱いものに触ったときの痛みのように生体を維持するために感じる痛みと、炎症による痛み（炎症性痛）が含まれます。炎症痛は炎症の4徴（腫脹・発赤・痛み・熱感）の1つです。手術や外傷により傷ができると炎症反応が起こり、患者さんは痛みを感じます。炎症性痛は、非ステロイド性消炎鎮痛薬（NSAIDs）などの適切な使用により緩和することができます。炎症による痛みは生体を早く回復させるために安静を維持させるようにする反応であるともとらえられ、炎症性の痛みがある間は患部を安静に保つことの理由の1つです。ただし患者さんが痛みを恐れるあまり、過度に安静にすることで筋力低下、可動域制限や不使用症候群に陥らないようにすることも重要です。

神経障害性疼痛

　神経障害性疼痛は、侵害受容器を介さない痛みで、整形外科領域では幻肢痛が代表的な例です。定義は「体性感覚神経系に影響する病変あるいは疾病による直接的な結果としての痛み」です。清拭やシャワーをあてたときに、患者さんが触刺激を痛みとして感じるアロディニアも神経障害性疼痛です。また、四肢を切断した患者さんや脊髄損傷後の患者さんが訴える、電気が走るような痛み（電撃痛）や火箸を押し付けられているような痛み（灼熱痛）なども含まれます。神経障害性疼痛の発症機序はいまだに不明な点が多いのが現状で、緩和しにくい痛みとして知られています。幻肢痛が発生する機序として、脳に存在する身体（手足）の地図が書き

換わってしまうことが挙げられます。これに対して、健康な手と幻肢を同時に動かす両手協調運動課題（Bimanual circle-line coordination task；BCT）という手法を用いて痛みを緩和する方法があります。また、最近の研究では切断部からの刺激が大脳に届かないのを生体が痛みとして処理することが原因で、断端部の神経に電極を埋め込み適切な刺激を大脳から送ることで痛みを緩和する方法が試されています[4]。

痛覚変調性疼痛

　痛覚変調性疼痛（Central Sensitization Pain；CSP）の定義は、「侵害受容の変化によって生じる痛みであり、末梢の侵害受容器の活性化をひき起こす組織損傷、またはそのおそれの明白な証拠、あるいは、痛みをひき起こす体性感覚系の疾患や傷害の証拠がないにもかかわらず生じる」とされています。この症状は、慢性疼痛症候群、線維筋痛症、慢性頭痛などさまざまな痛みの病態に関連しています。

　腰椎椎間板ヘルニアの患者さんが、腰の侵害受容性疼痛と脚の神経障害性疼痛に悩まされたり、変形性関節症、関節リウマチ、その他の侵害受容性疼痛疾患の患者さんが、線維筋痛症のような痛覚変調性疼痛で苦痛を感じたりしていることも臨床の現場ではよく見かけます。患者さんが複数のメカニズムによって痛みを感じていることを知り、患者さんの痛みを信じ、適切な治療やケアを提供することが重要となってきます。

引用・参考文献

1) McCaffery, M. ほか. "痛みを示す患者のアセスメントを妨げる誤った考え". 痛みの看護マニュアル. 季羽倭文子監訳. 東京, メヂカルフレンド社, 1995, 10.

2) Gelians, C. et al. Validation of the critical-care pain observation tool in adult patients. Am J Crit Care. 15, 2006, 420-7.

3) Osumi, M. et al. Structured movement representations of a phantom limb associated with phantom limb pain. Neurosci Lett. 605, 2015, 7-11.

4) Song, H. et al. Continuous neural control of a bionic limb restores biomimetic gait after amputation. Nat Med. 30 (7), 2024, 2010-9.

5章

下肢の看護技術

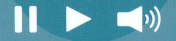

01 THA後のポジショニング・体位変換

北里大学 看護学部 基礎看護学 講師 **飯田智恵**（いいだ・ちえ）
船橋整形外科病院看護部／日本運動器看護学会認定運動器看護師 **馬渡美香**（まわたり・みか）

はじめに

人工股関節全置換術（total hip arthroplasty；THA）は、股関節の大腿骨側（大腿骨頭）と骨盤側（寛骨臼）の両方を人工物に入れ替える手術です。股関節の痛みを取り、患者さんが歩けるように動けるようになることを目的として行われます。

THAは股関節に到達する際の進入法によって、後方アプローチと前方アプローチに大別されます。後方アプローチでは後方脱臼のリスクが、前方アプローチでは前方脱臼のリスクがあり、術式によって禁忌肢位が異なります。したがって、術式に関する事前情報、手術室からの申し送りの内容や手術記録などを確認し、脱臼危険肢位をしっかりと考えた看護実践が重要です。

脱臼危険肢位

- 後方アプローチの場合（後方脱臼肢位）：股関節屈曲・内旋・内転の複合動作
  例）内股で靴・靴下を着脱する、術側を下にして脚を組む、女座り
- 前方アプローチの場合（前方脱臼肢位）：股関節伸展・外旋の複合動作
  例）歩行中、後ろから呼びかけられたときに術側と反対側に振り向く、高い位置の物を取ろうとして反り返る、高いベッドや椅子から股関節を伸ばして降りようとする、膝関節伸展位のまま骨盤挙上（ブリッジ）動作をする
- 前方アプローチ・後方アプローチに共通する脱臼肢位：股関節過屈曲
  例）低い椅子への立ち座り、しゃがみ込み

本稿では、**後方アプローチによる右股関節THAを受けた患者さんを想定**して解説します。この患者さんの**脱臼危険肢位は右股関節の屈曲＋内旋＋内転**となります 図1 。以降、手術した側を「術側」、手術

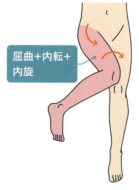
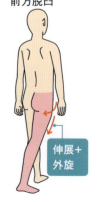

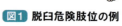
図1 脱臼危険肢位の例

をしていない側を「非術側」と表記します。

 動画でチェック！

体位変換（仰臥位から側臥位）

 成功のコツ！

■ **体位変換時の患者さんへの声かけ**

疼痛のある身体を動かすことには、不安や恐怖をともなうものです。動かすときは「痛くならないようにそっと脚を持ち上げます」「1・2・3の"3"で横を向きます」など、患者さんに声をかけながら援助しましょう。患者さんの理解・協力を得て、皆で息を合わせて実施できるよう、患者さんへの声かけをしたり、身体を動かす際のタイミングを指示したりする"リーダー"をはっきりさせておくとよいです。また、動かす身体の部位や枕などの援助物品、ドレーン類などだけ注視するのではなく、患者さんの表情や訴えにも注目しましょう。

基礎教育レベルでは、THA後の患者さんに対する体位変換の援助方法についての学習経験がない看護師も多いと思います。経験がない場合は、患者さんを担当する前に、同僚に協力してもらい練習しておくとよいでしょう。

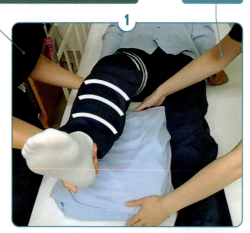

看護師A（リーダー役）：下腿上部と踵部を保持して持ち上げる

看護師B：枕を外す

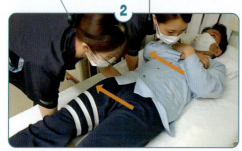

看護師B：患者さんの殿部と術側大腿部を支え、自分のほうに引く

看護師A：患者さんの肩と腸骨稜付近を支え、自分のほうに引く

- **術側股関節の軽度外転・外旋中間位を保持した状態で下肢を持ち上げ、枕を除去する**

 術側に立つ看護師Aは、術側（右）の股関節を軽度外転・外旋中間位を保持したまま、脚を持ち上げる（動かすことで疼痛を増強させないため）。

 脚が持ち上がったら、非術側に立つ看護師Bは枕を除去する。

・声かけの例（看護師A：体位変換のリーダー）

 「私が、手術したほうの脚を10cmほど持ち上げます。痛くならないよう、ゆっくりとやります。○○さんは、手術したほうの脚の力を抜いていてください」。

 （枕を外し終えたら）「次は、脚をベッドに下ろします。そっとやりますので、○○さんは力を抜いていてください」

- **患者さんをベッドの端に移動する**

 患者さんには両腕を胸の前で組み、非術側（左）の膝を立ててもらう（身体をコンパクトすることで看護師がより身体を近づけられ、基底面も小さくすることで小さな力で移動できる）。

 看護師A・Bともに術側に立ち、患者さんをベッドの端に移動する（ベッド中央で側臥位になってもらうため。このときに介助グローブを使用するとズレを最小限にできる）。

・声かけの例（看護師A）：

 「私のほうに10cmほど、身体を寄せます。手術したほうの脚はこちらでしっかりと支えます。1・2・3の「3」で私のほうに身体を引っ張ります」

 「用意はいいですか。1・2・3」

成功のコツ！

■「ズレ」を最小限にするツール

本稿における「ズレ」とは、褥瘡やスキンテアの発生要因の1つである剪断力による「皮下組織のゆがみ」のことを指します。

手順②のように、患者さんの身体の下に看護師の手を十分に差し込むことは移動援助技術の基本です。その際に、介助グローブ（滑りのよいナイロン製）があると、看護師の腕と患者さんの皮膚の間で生じる摩擦を軽減でき「ズレ」を最小限にすることができます 図2 。殿部などの重い箇所にも簡単に手を差し込めます。

比較的安価で使い勝手もよいので、積極的に使用し、看護の質を向上していってください。ポリエチレン製のディスポーザブル製品も販売されています。

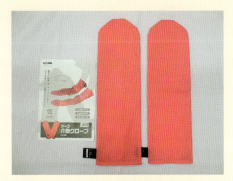

図2 介助グローブ®（株式会社ケープ）

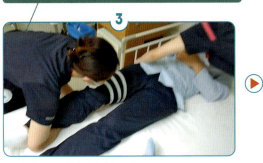

看護師A：術側の大腿部と下腿部を看護師の前腕部に乗せるようにして前腕全体で支え、肢位を保持する

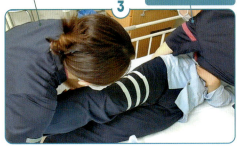

看護師A：術側の肢位を保持しながら、上半身の動きに合わせて側臥位にする

看護師B：前腕全体で患者さんの肩と殿部を支え、側臥位にする

● 患者さんを側臥位にする

　看護師Aは、術側股関節の肢位を保持するために、大腿部と下腿部を支える。看護師Bは、患者さんの肩と殿部を支えて完全側臥位にする（股関節軽度外転・外旋中間位を保持し、脱臼を予防するため）。

・声かけの例（看護師A）：「これから看護師Bのほうを向いた横向きになります。○○さんは両腕を胸の前で組んでください。手術したほうの脚は私がしっかりと支えます。1・2・3の"3"で横向きになります」「1・2・3」

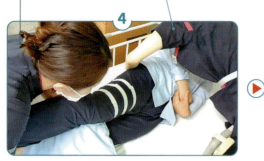

看護師A：下肢を支える枕を入れる

看護師B：後ろに倒れないよう、上体〜殿部を支える

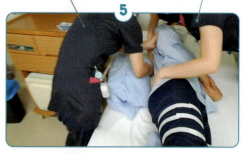

看護師A：背中〜殿部を支える枕を入れる

看護師B：枕を入れ終わるまで、後ろに倒れないよう、上体〜殿部を支える

● **下肢の間に枕を入れる**

③に引き続き看護師Aは、患者さんの下腿を支え、股関節軽度外転・外旋中間位で保持しながら、下肢の間に枕を入れる。看護師Bは身体が後ろに倒れないよう上体〜殿部を支える。

枕を整える間、二人の看護師は場所を移動しない（股関節の脱臼予防。術側下肢を不用意に動かさずに済む）。

● **背部〜殿部を支える枕を当てる**

背部〜殿部に枕を当て、30°程度の半側臥位にポジショニングする。

・声かけの例：「背中に枕を当てます。（当て終わったら）ゆっくりと寄りかかってください」
・枕使用のポイント：患者さんの肩から殿部までを支えられる大きさ、数を使用する（骨盤をしっかりと支えると、安定した肢位が保持できる）。

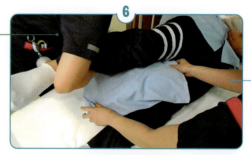

看護師A：
術側の下肢を看護師の前腕部に乗せるようにして前腕全体で支え、肢位を保持する。
術側股関節は、軽度屈曲・軽度外転・外旋中間位に調整する

看護師B：
術側下肢が枕の上に完全に乗るよう枕の位置を調整する。脚の付け根までしっかりと枕を挿入する

● **下肢の位置と枕を調整する**

術側股関節が、軽度屈曲・軽度外転・外旋中間位となるように、肢位および枕の位置を整える。枕を整える間、二人の看護師は場所を移動しない。

・声かけの例：「脚の位置を調整します。（枕の位置が決まったら）ゆっくりと脚を下ろします」

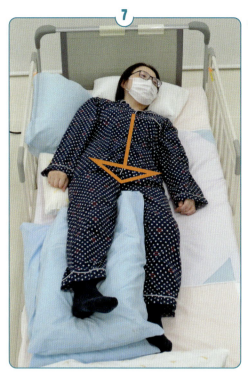

● **体位変換終了**

　脚の付け根までしっかりと枕を挿入し、大腿部がたわまないように調整する（安定した良肢位を保持できる）。

　患者さんを正面から見て、脊柱に対し、骨盤がまっすぐであり、股関節は軽度外転・外旋中間位（外旋0°・内旋0°）となるよう、枕の位置や厚さを調整する。

 成功のコツ！

■ **大腿部痛がある場合の注意点**

患者さんが、術後に大腿部痛を訴えることがあります。膝関節が過伸展気味のときに訴えることが多いので、肢位をよく観察しましょう。膝関節を軽度屈曲位に肢位を調整すると、大腿四頭筋の緊張が緩和され、大腿部痛が緩和する場合も多いです。

身体を自由に動かせないことも痛みの原因となります。離床前であれば、下肢の間に枕を入れる前（手順③または⑥の際など）に、軽く数回、術側の膝関節を他動的に曲げ伸ばしすることも大腿四頭筋の緊張緩和、疼痛緩和につながります。

観察のポイント

　外転位が保たれているかは、骨盤との関係で正確にとらえ、見せかけの外転位 図3 となっていないか観察し、体位を整えましょう。
　また、股関節外旋による腓骨頭部の圧迫の有無を観察し、腓骨神経麻痺を予防することも重要です。図4、5 。

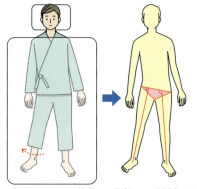

布団をかけた状態では、一見良肢位に見える

骨盤との関係でとらえる

図3 外転位の観察（見せかけの外転位）
（文献1より一部改変）

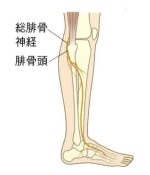

図4 腓骨神経の走行
腓骨頭の後ろを通る

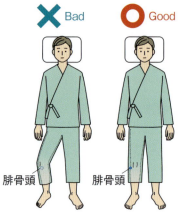

腓骨頭は股関節が外旋すると容易に圧迫される

膝蓋骨が上を向くように調整すると、外旋0°となり腓骨頭は圧迫を受けない

図5 腓骨頭の圧迫を避ける
（文献2より一部改変）

引用・参考文献
1）阿部篤子．"大腿骨頸部骨折"．整形外科．加藤光宝編．東京，中央法規出版，2011，218-22，（新看護観察のキーポイントシリーズ）．
2）加藤光宝ほか．"主要症状別観察"．前掲書1．94-102

02 下肢術後・THA 後の移乗： ベッド⇔車椅子

北里大学 看護学部 基礎看護学 講師 **飯田智恵**（いいだ・ちえ）
船橋整形外科病院看護部／日本運動器看護学会認定運動器看護師 **馬渡美香**（まわたり・みか）

はじめに

　移動は、日常生活のみならず、治療や検査などさまざまな場面で必要です。車椅子は、患部の安静が必要な患者さん、運動機能の低下などにより転倒のリスクが高い患者さんの移動用具であり、早期離床、次の ADL 拡大へのリハビリテーション、日常生活の作業能力の向上を促すことができます。

　人工股関節全置換術（total hip arthroplasty；THA）の合併症の 1 つに脱臼があります 表 。術後早期は、①手術の際に切開・切離・切除された組織の修復が十分でない、②創周囲の疼痛や術前の不動化の影響で股関節周囲筋の筋力低下がある、③疼痛などの影響により全荷重が困難であるなどの理由で、骨盤側の臼蓋と大腿骨側の骨頭との求心力が著しく低下しており、脱臼のリスクが高くなります。とくに、術後 3 カ月間は注意が必要です。ひとたび脱臼を生じると激しい疼痛をともない、X 線透視下で医師による整復処置を受けることになり、麻酔下での整復や手術を余儀なくされる場合すらあります。また、脱臼すると関節包がゆるみ、再脱臼を起こしやすくなります。

　THA 後は、筋力低下や廃用症候群を予防するために患者さんの状態を評価しながら、手術翌日から徐々に離床を進めていきます。したがって、移動・移乗動作の際の脱臼予防に配慮した介助、患者さん自身も安全な移動・移乗動作を習得できるように指導を実施することが重要です。

　本稿では、**後方アプローチによる右股関節 THA を受けた患者さん**を想定して解説します。**脱臼危険肢位は右股関節の屈曲・内旋・内転の複合動作、過屈曲です** 図1 。

表 脱臼の原因（文献 1 より一部改変）

・インプラントの設置異常
・姿勢性（過屈曲、屈曲・内転・内旋の複合動作、過伸展・外旋の複合動作）
・偶発性（転倒など）

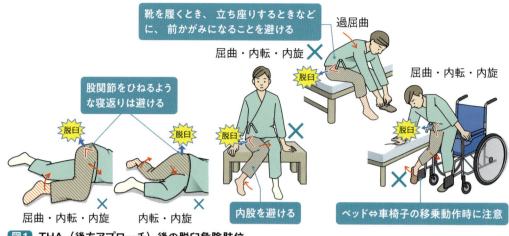

図1 THA（後方アプローチ）後の脱臼危険肢位

写真でチェック！

成功のコツ！

■ 環境整備

バランス保持機能、感覚機能が低下している患者さんが多いので、安全な移動・移乗を可能とする環境整備を行いましょう 図2 。

- つまずきの原因になる物や条件（ゴミ、不要物、床の水濡れなど）がないか確認し、あれば除去する。
- 必要な物（電動ベッドのコントローラー、自助具、靴など）は使いやすい位置に置いておく。
- THA後の場合、患者さんは非術側のベッド下肢側からベッドに出入りできるよう、非術側の下肢側のベッド柵を外しておく。
- L字柵を設置する（転落防止用のベッド柵は握りにくく、移乗の補助用具にはあまり向いていない）。

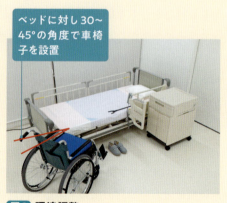

ベッドに対し30〜45°の角度で車椅子を設置

図2 環境調整

ベッドから車椅子への移乗

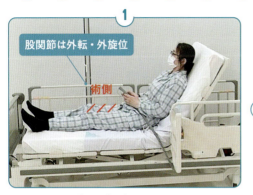

- ベッドから起き上がる

ベッドコントローラーを使用して頭部を挙上させる。

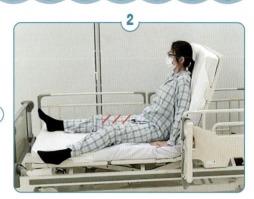

- 下肢をベッドの端に移動する

非術側→術側の順に下肢をベッドの端に移動する。

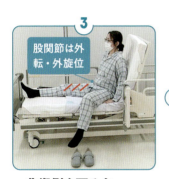

- 非術側を下ろす

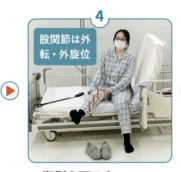

- 術側を下ろす

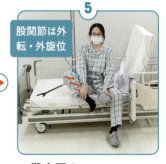

- 靴を履く

術側はあぐら肢位で靴を履く（内転・内旋の予防）。

 成功のコツ！

とくに、術側の股関節の屈曲・内転・内旋の複合動作、過屈曲を避けるように意識してもらうことが大切です。術側下肢の動かし方に慣れるまでは、看護師が介助しましょう。看護師は患者さんの動きに合わせながら、痛みが強くならないように患者さんの反応を見ながら静かにゆっくりと動かす介助を行います。

膝蓋骨とつま先が常に天井を向いた状態で動かすと内旋を避けられます。

一歩進んだ看護のワザ！

■ **自助具を活用！**
あぐら肢位が難しい患者さんには、靴べらを使用してもらう 図3 。

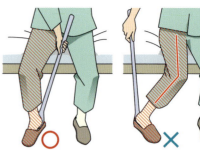

両脚の間から靴べらを使用する

脚の外側から使用すると脱臼危険肢位（屈曲＋内転＋内旋）となる

図3 靴を履く際の自助具の活用

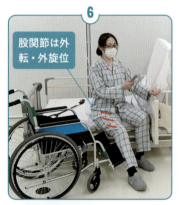

❻
股関節は外転・外旋位

● **端座位になり、ベッドの高さを調節する**

車椅子に移乗する前に、ベッドの高さを調節する。

成功のコツ！

・目安として、上半身と大腿の角度が90°以上（股関節の屈曲角度は90°以下）になるようベッドを少し高めに調整します。股関節の過屈曲を防ぎ、ベッドや車椅子からの立ち上がり動作や腰かける動作も行いやすくなります 図4 。

・患者さんの身長に比べて車椅子の座面の高さが低い場合は、車椅子用のクッションを使用します 図5 。

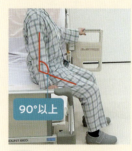

図4 ベッドの高さ調整

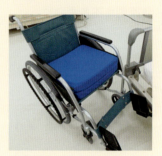

図5 車椅子用クッション

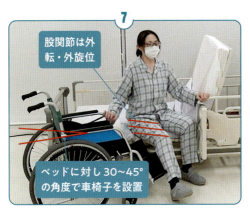
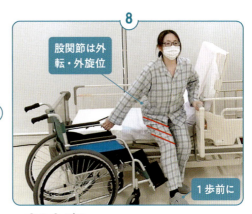

- **車椅子に対して斜めに座り直す**
  - 車椅子はベッドに対して30〜45°の角度になるよう設置する。患者さんは、車椅子に対してやや背を向けるようにして斜めに座り直す（車椅子への移動距離が短くなる）。
  - 必ず車椅子のブレーキをかけ、フットレストは上げる。

- **立ち上がる**
  - 患者さんは、立ち上がる前に、術側を1歩前に出しておく（過屈曲・内転・内旋の予防）。
  - L字柵と車椅子のアームレストを把持し（バランスを取り）、非術側下肢の力を十分に使って立ち上がる。

 成功のコツ！

- 立ち上がり動作時に、「おしりを突き出さない」ことを意識してもらいましょう（過屈曲の予防）。
- 腕の力で殿部を引っ張り上げようとすると、前屈みになりやすく、車椅子が動いたりします。腕はバランスを取るための補助であることも意識してもらいましょう。

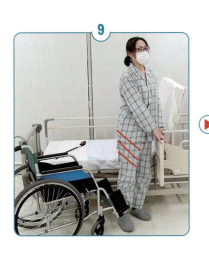
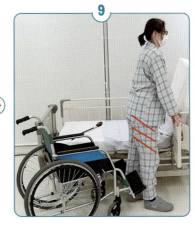

- **身体の向きを変える**

  患者さんは、しっかりと立位を取ってから、足を小刻みに踏み替えながら、股関節をねじらないように、少しずつ方向転換する（内転・内旋の予防）。

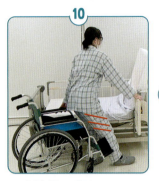 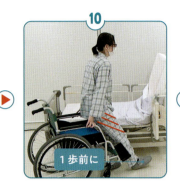 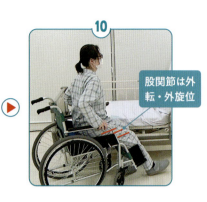

● 車椅子に座る

患者さんは、身体が車椅子と平行になり、膝窩が車椅子の座面に軽く触れる程度まで、車椅子に近づいたことを確認してから、座る（内転・内旋の予防）。

 失敗の理由（ワケ）

方向転換が不十分なまま、殿部からねじるようにして座ると、股関節が内転・内旋し、脱臼につながります。

痛みや転倒に対する不安や医療者を待たせることへの気兼ねから、急いでしまったり、術後しばらくして移乗に慣れてきたころにも、この動作が雑になりやすい傾向にあります。安全な移乗動作ができるような声かけをしたり、筋力がついてくるまでは腰を支えるなどの援助を行いましょう。日々のさまざまな場面から、患者さんの身体状況、運動能力、性格や行動特性をとらえることが大切です。

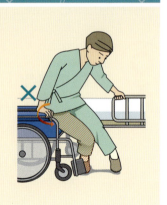

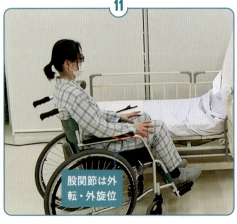

● フットレストに足を乗せる

座る位置が定まったら、フットレストに足を乗せる。フットレストは手で操作すると股関節が過屈曲となるため、患者さんは、非術側下肢または自助具で左右のフットレストを操作する。

 成功のコツ！

フットレストの操作に慣れるまでは、看護師介助としましょう。

車椅子からベッドへの移乗

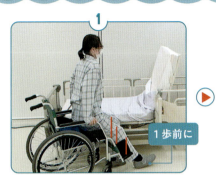 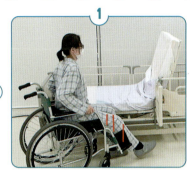

- **車椅子をL字柵に手が届く位置に近づけ、浅めに腰掛け直してもらう**
- 車椅子は、ベッドに対して30〜45°の角度で設置する（ベッドへの移動距離が短くなる）。
- 患者さんは、あらかじめ術側を1歩前に出しておく。
- 両側のアームレストを把持して、殿部を移動させ、浅めに腰かけ直してもらう。

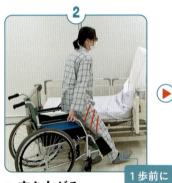 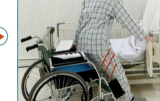 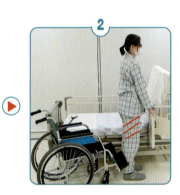

- **立ち上がる**
- 患者さんは、立ち上がる前に、術側を1歩前に出しておく（過屈曲の予防）。
- L字柵と車椅子のアームレストをしっかり持ちバランスを取り、非術側下肢の力を十分に使って立ち上がる。

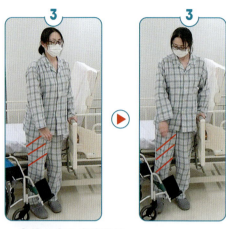

● **身体の向きを変える**

患者さんは、しっかりと立位を取ってから、足を小刻みに踏み替えながら、少しずつ方向転換する（内転・内旋の予防）。

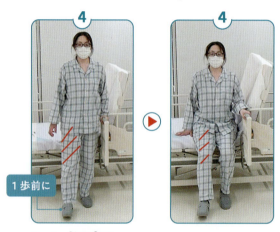

● **ベッドに座る**

患者さんは、身体がベッドと平行になり、下腿がベッドに軽く触れる程度まで、ベッドに近づいたことを確認してから、座る（内転・内旋の予防）。

引用・参考文献
1） 井上明生. "脱臼". 整形外科ナースのナットク！人工股関節置換術のケア. 大阪, メディカ出版, 2004, 72-85.

03 下肢術後・THA後の移乗：車椅子⇔トイレ

北里大学 看護学部 基礎看護学 講師　**飯田智恵**（いいだ・ちえ）
船橋整形外科病院看護部／日本運動器看護学会認定運動器看護師　**馬渡美香**（まわたり・みか）

はじめに

　排泄は実施頻度が高く、かつきわめてプライベートな生活行動であり、一般に、トイレに行けるようになることは患者さんの切実な願いです。患者さんは焦って行動してしまうことも多く、脱臼危険肢位を取ったり、転倒したりするリスクが高くなります。前述した 5章01「THA後のポジショニング・体位変換」や 5章02「下肢術後・THA後の移乗：ベッド⇔車椅子」と同様に、脱臼危険肢位をしっかりと考えて看護実践を行いましょう。"術側下肢の動かし方に慣れてきたか"だけでなく、排泄時は姿勢の影響や迷走神経反射によって血圧の低下をきたす場合もあり、循環系のアセスメントも重要です。

　本稿では、**後方アプローチによる右股関節THA（人工股関節全置換術）**を受けた患者さんを想定して解説します。**脱臼危険肢位は右股関節の屈曲・内旋・内転の複合動作、過屈曲です。**

 写真でチェック！

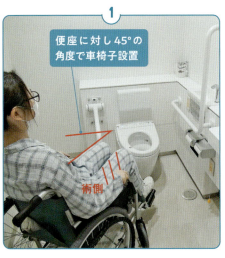

1　便座に対し45°の角度で車椅子設置　術側

- **車椅子をトイレの手すりに手が届く位置に近づける**

トイレの手すりに手が届き、患者さんが身体を方向転換するのに十分なスペースを確保する。トイレの設計にもよるが、非術側からアプローチできるように車椅子を設置するとよい。
・車椅子は便器に対して45°の角度になるよう設置する（便器への距離が短くなる）。
・必ず車椅子のブレーキをかけ、フットレストは上げる。

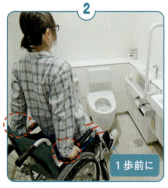 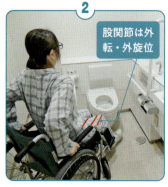 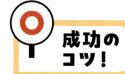

> 成功のコツ！
>
> フットレストの操作に慣れるまでは、看護師介助としましょう。

(股関節は外転・外旋位)

- **術側の足を 1 歩前に出し、車椅子に浅めに腰かけ直す**
  - 患者さんは、あらかじめ術側を 1 歩前に出しておく。
  - 次に、両側のアームレストを把持して、殿部を移動させ、浅めに腰かけ直す。

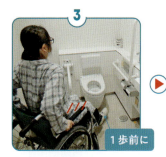 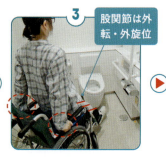 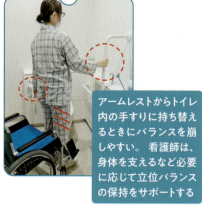

(股関節は外転・外旋位)

- **立ち上がる**

立ち上がる前に、術側を1歩前に出しておく。

次に、車椅子のアームレスト（両側）を把持し、立ち上がる。

トイレ内の手すりにつかまりしっかりと立位を取る。

> アームレストからトイレ内の手すりに持ち替えるときにバランスを崩しやすい。看護師は、身体を支えるなど必要に応じて立位バランスの保持をサポートする

 成功のコツ！

身体の後方で支えると、股関節をあまり屈曲せずに立ち上がることが可能です。ただし、肩関節の可動域が狭い患者さんや肩・肘・手首に痛みのある患者さんの場合は、イラストのような姿勢で体を支えると、関節を痛めてしまいます。無理のない姿勢で上肢を使ってもらってください。

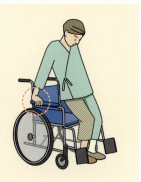

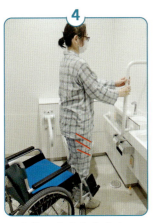 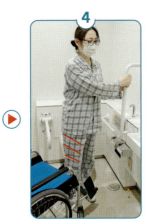 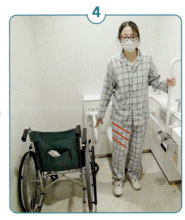

- **身体の向きを変える**

  足を小刻みに踏み替えながら、股関節をねじらないように、少しずつ方向転換する（内転・内旋の予防）。

- ・便座に平行になるまで身体の向きを変える。
- ・看護師は、患者さんが便座に座りやすいよう、車椅子を移動させる。

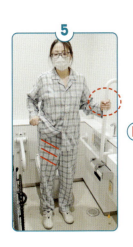 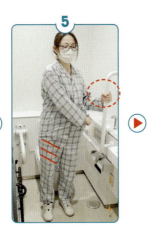 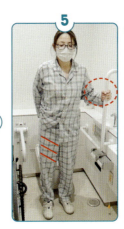

- **立位を保持し、ズボンを下ろす**

  両手でズボンを操作するとバランスを崩しやすく、転倒につながる。安定した立位を保持できるようになるまでは、どちらか一方の手は手すりを把持し続け、片手でズボンを操作する（ズボン操作が難しい場合は、看護師がズボンを下げる）。

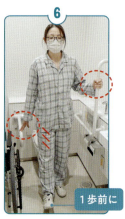

- **術側を1歩前に出す**

両手で手すりを把持したら、術側を1歩前に出す。

成功のコツ！

■ **環境調整**

患者さんの身長に比べて便座が低すぎる場合には、補高便座を使用します。股関節の過屈曲を防ぎ、便座に腰かける動作や便座から立ち上がる動作も行いやすくなります。

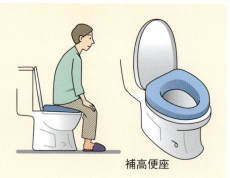

補高便座

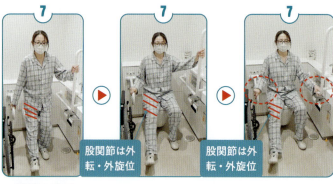

- **便座に座る**

焦らずにゆっくりと便座に腰を下ろす。排泄中は手すりにつかまって座位を安定させる。

成功のコツ！

怖がって急いで腰かけようとする患者さんもいます。筋力がついてくるまでは、腰を支えてゆっくり座れるようサポートしましょう。

一歩進んだ看護のワザ！

■ **介助が必要な患者さんへの指導**

転倒の危険性が高く、移乗動作やズボンの上げ下げに介助が必要な患者さんには、便座に座ったままの状態でナースコールを押すように説明します。排泄行動は羞恥心が強く、看護師の介助を嫌がり、一人で行動してしまうことも多いので、とくに注意が必要です。

排泄中に体調が変化することもあるので、異変を感じたらすぐにナースコールを押し、便座に座ったままで待つよう、患者さんと打ち合わせておきましょう。

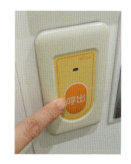

04 THA 後の清潔援助

東京医療保健大学 立川看護学部 看護学科 基礎看護学 助手　**片岡大己**（かたおか・ひろき）
船橋整形外科病院看護部／日本運動器看護学会認定運動器看護師　**馬渡美香**（まわたり・みか）

THA 後の清潔援助が必要な理由

　THA（人工股関節全置換術）は術式により脱臼肢位が異なります。前方アプローチなのか後方アプローチなのか必ず確認し安全に援助を行う必要があります。術後早期には、創部痛により体動が乏しい患者さんもいます。活動拡大前は褥瘡のリスクも高いため、皮膚の状態は注意して観察することが必要です。患肢に関してはとくに注意をしましょう。患者さん自身も創部の疼痛や脱臼肢位によって下肢を動かすことに苦痛や不安が生じ、自分自身で全身の清潔を保つことが難しい状況にあります。今までできていたことが手術を境に一時的ではありますが、できない状況となり、なおかつ他者に清潔ケアを依頼することには心理的な苦痛をともないます。

　また、術後早期から始まるリハビリテーションや、創部痛などの影響から発汗しやすい状況にもあり、皮膚が汚染されやすく、不快感も生じやすい状態です。皮膚の汚染は皮膚トラブルの原因になったり、リハビリ意欲の低下にもつながりかねません。少しでも自身で行えることは行ってもらいながら、全身が清潔に保てるよう援助をしましょう。活動が拡大してくると脱臼のリスクも高くなります。患者さん自身が脱臼肢位に注意しながらセルフケアを拡大できるよう、安全な清潔ケアの方法を指導しながら患者さんとともに確認していきましょう。

写真でチェック！

清拭の手順

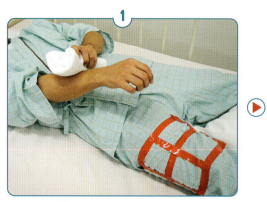

- **身体の前面の清拭**
- ・仰臥位で身体の前面を清拭する。
- ・可能であれば上肢や前胸部の清拭は自身で行ってもらい自立を促すことも大切。

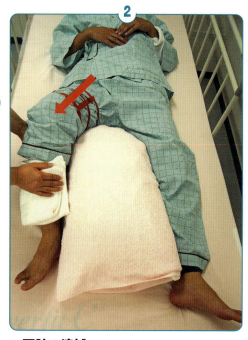

- **下肢の清拭**

体幹をまっすぐにして患肢の禁忌肢位に注意して清拭しましょう。踵の皮膚の状態も観察する。

成功のコツ！

- **後方アプローチの場合**
- ・脱臼肢位は患側股関節の屈曲・内転・内旋です。
- ・膝を曲げる場合には外側に向けるようにして清拭しましょう。
- **前方アプローチの場合**
- ・脱臼肢位は患側股関節の伸展・内転・外旋です。
- ・仰臥位ではなりにくい肢位ですが注意しましょう。

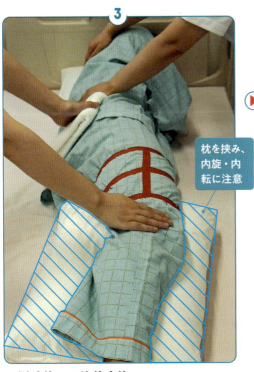

枕を挟み、内旋・内転に注意

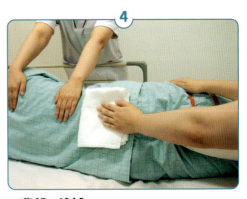

● 背部の清拭

患者さんの腹部側にいる看護師が患者さんの身体を支え、背部側の看護師が背部・殿部の清拭を行う。

● 側臥位への体位変換

下肢の間に枕を挟み、看護師2人で側臥位に体位変換する。
・看護師の1人は体幹を支え、1人は患肢を保持して体幹と骨盤が同調するよう実施する。
・脱臼の予防が重要であるため掛け物などは外して安全に配慮して実施する。

 成功のコツ！

・外転枕は後方脱臼の予防に使用されますが、近年はあまり使用されなくなってきています。
・体位変換の際などに、枕を使用し脱臼の予防に努めましょう。
・患者さん自身が日常生活のなかに潜む脱臼のリスクを理解できるよう説明しながら援助しましょう。

失敗の理由

- 前方脱臼の肢位は、伸展・内転・外旋です。
- 体位変換時に患肢が置いていかれると脱臼肢位となってしまうため、前方アプローチであっても体幹と骨盤が同調するように注意しましょう。

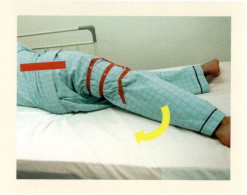

シャワー浴

　シャワー室は患者さんへの目が行き届きにくくなる場所です。あらかじめ患者さんとともに動線や動作の確認を行い、安全な方法で自立して実施できるよう援助しましょう。

　退院後も脱臼肢位への注意は必要になります。退院後の自宅シャワー室の状況を確認しながら脱衣・移動・洗体・水分の拭きとり・着衣など具体的に安全な方法を指導をしていきましょう。

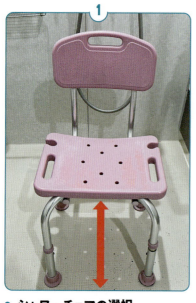
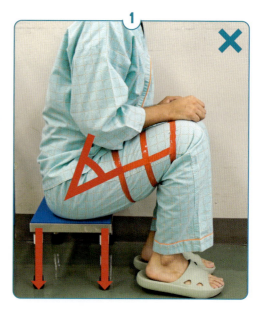

- **シャワーチェアの選択**
- 座面の高いシャワーチェアを選択する。
- 座面が低いと股関節の過屈曲につながるおそれがある。

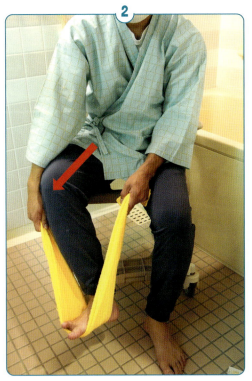 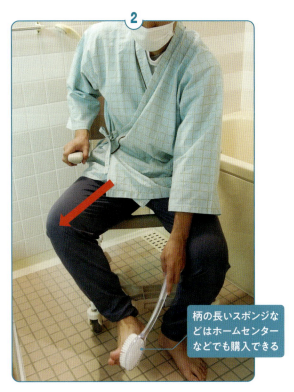

柄の長いスポンジなどはホームセンターなどでも購入できる

- **下肢の洗体**
  - 無理にかがんでしまうと脱臼のリスクをともなうので、長めのタオルや柄の長いスポンジなどを使用する。
  - 柄の長いスポンジを使用する場合には、必ず膝の内側から手を伸ばす。膝の外から手を伸ばすと、膝が内側に入り後方脱臼のリスクが高くなる。

 成功のコツ！

- 水分の拭きとりの際もタオルを患肢の先まで伸ばしたりして実施しましょう。
- THA術後は弾性ストッキングの装着などによって足趾の間に汚れが蓄積しやすいです。患者さん自身では足趾まで細かく洗浄することが難しい場合もあります。
- 高さの低いベースンなどを用いて、シャワー浴をしながら足浴を同時に実施できると足部の皮膚の汚染の除去や爽快感につながります。
- ベースンなど使用する場合には脱臼や転倒に十分に注意しましょう。

失敗の理由

- 股関節の過屈曲は脱臼のリスクが高まります。
- 膝が内側に入り後方脱臼のリスクが高まります。必ず、内側から手を通すように意識をしましょう。

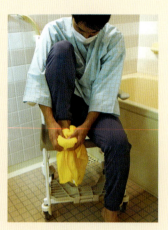
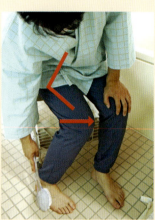

引用・参考文献
1) 粟納由記子ほか．"清拭"．写真でトコトン！いちばんはじめの整形外科きほんの看護技術．萩野浩編．整形外科看護春季増刊．大阪，メディカ出版，2014，161-7．
2) 西原紫ほか．"THA 後のポジショニング・体位変換"．いちばん使える 整形外科ならではの看護技術 超ビジュアル系 book！．萩野浩編．整形外科看護秋季増刊．大阪，メディカ出版，2020，178-86．
3) 山本ゆき恵ほか．"THA 後の清潔援助"．前掲書2，203-7．

05 下肢術後・THA 後の排泄介助

東京医療保健大学 立川看護学部 看護学科 基礎看護学 助手 **片岡大己**（かたおか・ひろき）
船橋整形外科病院看護部／日本運動器看護学会認定運動器看護師 **馬渡美香**（まわたり・みか）

下肢術後・THA 後の排泄援助が必要な理由

THA（人工股関節全置換術）など、下肢の術後の患者さんには禁忌肢位や荷重の制限、体動の制限などが生じ、排泄の援助を他者へ依頼しなくてはいけないことがあります。下肢の手術を受ける患者さんは術前には自立して活動されていた方が多く、羞恥心をともなう排泄の援助では心理的な苦痛が生じ得ます。そのため患者さんの状態に合わせて、援助を要する動作と患者さん自身が行える動作を見極め、自立を目指して支援をしていくことが大切です。

トイレでの排泄では移乗動作に加えて、ズボンの着脱などが加わり動作の難易度も高くなります。援助を受けることに対する心理的な苦痛だけでなく、排泄にともなう動作がうまくいかない経験をすると、不安感やトイレに行きたくない気持ちが強くなり、経口摂取や排泄を控えてしまうこともあります。あらかじめ術前よりも時間がかかることを患者さんへ説明し、余裕をもった行動ができるよう介入していくことが必要です。自身のタイミングで排泄行動が行えないと、術前の排泄習慣が乱れてしまいます。術後の活動量の低下や創部の疼痛などによっても便秘のリスクは高くなっています。少しでも患者さんの自立を促せるよう介入し、自然な排泄行動が行えるよう意識しましょう。

写真でチェック！

THA 術後

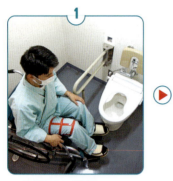

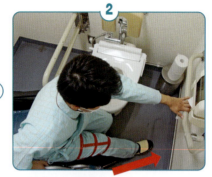

● **車椅子の位置**

便座に対して45°の角度で、手すりが届く位置まで車椅子を近づけブレーキをかける。

● **手すりの把持**

- 患肢を一歩前に出す（立ち上がりの際の股関節の過屈曲の予防）。
- 便座に近い側の手で手すりを把持し、逆側の手で車椅子のアームレストを把持して立ち上がる。このとき、車椅子と手すりが遠いと前かがみになり股関節の過屈曲となるため注意する。

 失敗の理由（ワケ）

■ **手すりが遠い**

- 車椅子と手すりが遠すぎると、前かがみになって股関節が過屈曲してしまいます。
- 患者さんの体型やトイレの構造から安全に移乗できる位置を考えましょう。

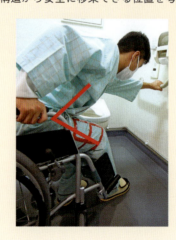

成功のコツ！

・縦の手すりがある場合には、優先して使用しましょう。
・上体が起きるので、股関節が過屈曲しにくくなります。

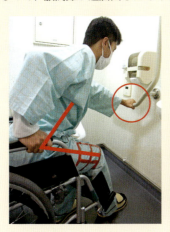
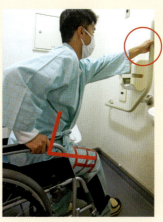

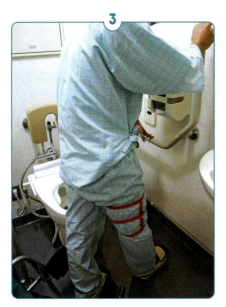

 失敗の理由

方向転換しきらずに座ってしまうと、後方脱臼の肢位になってしまうので、身体が正面を向いてから座るようにしましょう。

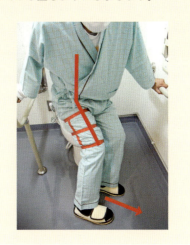

● **立ち上がり**

・手すりを把持してもらい安定しているのを確認し、車椅子を患者さんから離し便座に座りやすくする。
・股関節をねじらないように小刻みに足を動かし方向転換をする。

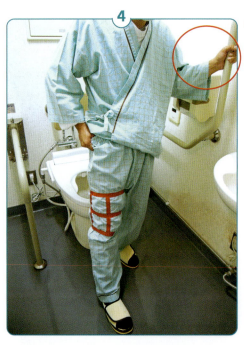

- **ズボンを下ろす**
・片手は必ず手すりを把持した状態でズボンを下ろす（両手を放してしまうと立位バランスが悪く転倒リスクが高くなる）。
・術後間もないときには、看護師が援助する。

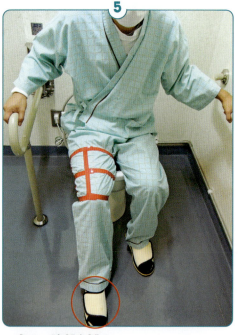

- **座る・陰部を拭く**
・両手で手すりを把持し患肢を一歩前に出して、ゆっくりと座る。
・陰部の前後どちらから拭くかは患者さんの習慣で異なるが、股関節の過屈曲には注意する。

 失敗の理由（ワケ）

ズボンや下着のゴムがきついと内転・内旋位になるので、トイレの際にも外転・外旋位を意識してもらいましょう。

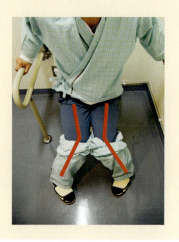

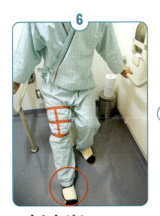
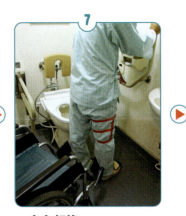
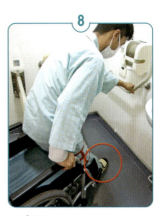

- **立ち上がる**
・患側を一歩前に出して、手すりを把持して立ち上がる。
・介助者は患者さんの運動の妨げにならないよう注意しながら車椅子を近づける。

- **方向転換**
・小刻みに足を動かし方向転換する。
・このとき身体をねじらないよう注意する。

- **座る**
・方向転換できたら、患側を一歩前に出す。
・介助者が車椅子を近づけ、ゆっくり座る。

TKA（人工膝関節全置換術）術後

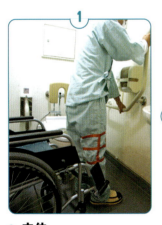
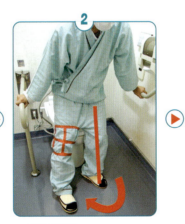
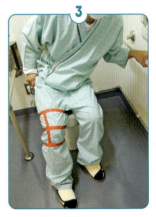

- **立位**
両手で手すりを把持し立位になる。

- **方向転換**
・小刻みに足踏みをすることが難しいため健側を軸にして患側を後方へ回転させる。
・手すりを把持したまま便座に座る。

- **下衣の脱衣**
立位での下衣の着脱は立位が不安定であったり、膝崩れのリスクがあるため術直後などは座ったまま、殿部を左右に持ち上げながら脱衣する。

免荷の場合

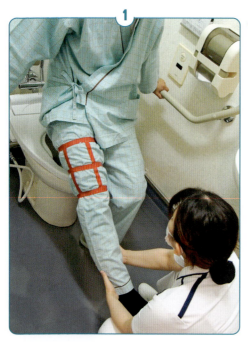

- **方向転換**
- ・介助者が患肢の下腿を支え、患者さんは健側を軸にして回転するように方向転換をする。
- ・このとき、足を支える位置が高いとバランスを崩し転倒につながりやすくなるため注意する。
- ・立位や移乗動作が不安定な患者は患側を支える人、移乗の介助をする人の2人で援助する。

引用・参考文献
1) 姫村佳奈ほか．"車いす移乗"．写真でトコトン！いちばんはじめの整形外科きほんの看護技術．萩野浩編．整形外科看護春季増刊．大阪，メディカ出版，2014，134-52．
2) 奥田玲子ほか．"排泄介助"．前掲書1，153-60．
3) 西原紫ほか．"下肢術後・THA後のトランスファー①"．いちばん使える 整形外科ならではの看護技術 超ビジュアル系book！．萩野浩編．整形外科看護秋季増刊．大阪，メディカ出版，2020，187-96．
4) 西原紫ほか．"下肢術後・THA後のトランスファー②"．前掲書3，197-202．
5) 佐藤光倫ほか．股関節術後のリハビリテーション．NEWはじめての整形外科看護．原俊彦監．大阪，メディカ出版，2023，87-94．

06 THA後のADL指導

北里大学 看護学部 臨床看護学 助教　**田中るみ**（たなか・るみ）

ADL指導が必要な理由

　THA（人工股関節全置換術）により股関節周辺の組織や筋肉が回復するまで脱臼しやすい状態が続くため、術後3カ月はとくに姿勢に注意が必要です。患者さんの自宅の環境や生活様式、習慣によって一人ひとり動作が異なるため、注意が必要な場面に人によってさまざまです。場合によっては家の中の環境を変えたり、動作の方法を修正しなければならない可能性があります。患者さんの生活背景に関する情報を引き出し、その人の生活スタイルに合わせながら、脱臼肢位をとらないような代替動作を伝えていきましょう。

　また、医療者の指導によって患者さんが脱臼の危険性を理解していても、普段の癖で無意識に危険な肢位になろうとすることもあります。看護師は患者さんの入院生活のなかで、代替動作が身についているかも観察していく必要があります　図　。

　術式によって脱臼しやすい方向や肢位が異なるため、その患者さんの術式を把握し適切な指導を行いましょう　表　。ただ、THAではアプローチにかかわらず後方にも前方にも脱臼する可能性があることを覚えておきましょう。そのため、いずれの術式においても過度な屈曲や伸展は避けるよう注意を促します。

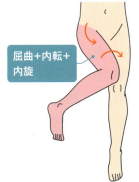
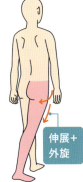

図　脱臼危険肢位の例

後方脱臼：屈曲＋内転＋内旋
前方脱臼：伸展＋外旋

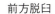

表　THA後の脱臼危険肢位（文献1より引用）

術式	脱臼しやすい方向	脱臼しやすい肢位
前方アプローチ	前方	伸展・内転・外旋
前外側アプローチ	前方	伸展・内転・外旋
側方アプローチ	前方	伸展・内転・外旋、屈曲・外転・外旋
後外側アプローチ	後方	屈曲・内転・内旋

イラストでチェック！

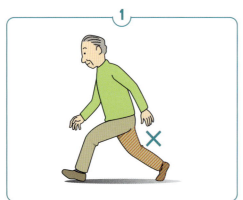

- **歩行**

　THA後の患者さんは手術前、痛みによる歩行障害によって筋力が低下している場合が多く、関節周辺の筋肉を鍛えることで関節の安定性につながるため、適度な運動が推奨される。
　前足の過屈曲や後ろ足の伸展につながるため、大股で歩かないよう指導する。

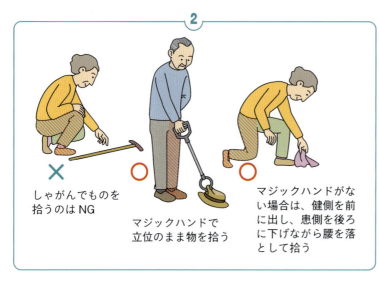

しゃがんでものを拾うのはNG
マジックハンドで立位のまま物を拾う
マジックハンドがない場合は、健側を前に出し、患側を後ろに下げながら腰を落として拾う

- **ものを拾う**

　床などの低い位置にあるものを拾う際、しゃがみこむと過屈曲となり危険です。マジックハンドを使用して取る。
　マジックハンドが手元にない場合は、健側を前に出し、患側を後ろに下げながら腰を落とす。

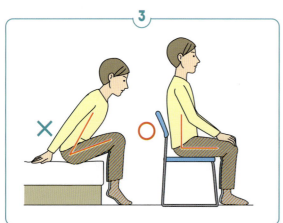

- **座る、立ち上がり**

　低い位置へ座ったり立ち上がったりすると、重心が前に傾き過屈曲となるため、脱臼の危険がある。自宅にある椅子の高さを確認し、高めの椅子に変えてもらうように伝える。

182　整形外科看護 2024 冬季増刊

失敗の理由（ワケ）

- 患側を上にして足を組むと、股関節がねじれます。手術前から無意識に足を組む癖がないか観察し、危険性について伝えましょう。
- 床に直接座る動作は脱臼肢位になりがちです。また、横座りやとんび座りは股関節が外旋するため危険です。床に座らず椅子を使用してもらい、できるだけ洋式の生活に変更するよう伝えましょう。
- 正座自体は脱臼リスクが低いです。しかし、正座の状態でお辞儀をすると過屈曲となるので、注意するよう伝えます。

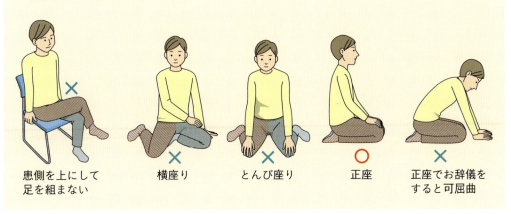

患側を上にして足を組まない ／ 横座り ／ とんび座り ／ 正座 ／ 正座でお辞儀をすると可屈曲

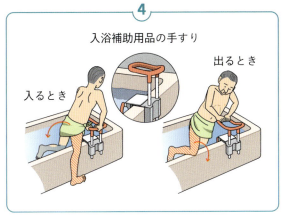

入浴補助用品の手すり　入るとき　出るとき

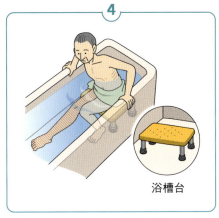

浴槽台

● 入浴

浴槽をまたぐときは股関節が曲がらないよう、手すりを利用しながら行う。自宅の浴槽に手すりがない場合は、浴槽の縁につかまってもらったり、入浴補助用品を購入してもらうなどして対応する。

浴槽につかるときは、健側を屈曲し、健側を伸ばしながらゆっくりと座っていく。浴槽が狭い場合は股関節が過屈曲になりやすいため、浴槽台の利用を検討する。

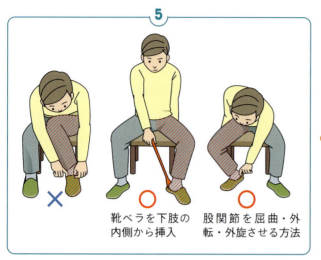 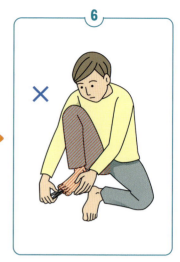

靴ベラを下肢の内側から挿入

股関節を屈曲・外転・外旋させる方法

- **靴、靴下の着脱**
・靴を履く際は靴ベラを使用し、下肢の内側から挿入して行う。
・術式にもよるが、過屈曲とならないよう注意しながら股関節を屈曲・外転・外旋させる方法もある。

- **爪切り**
足の爪を自分で切ると、股関節の過屈曲につながる。家族に切ってもらうよう伝え、独居の場合は外来受診時に依頼するよう指導する。

引用・参考文献
1) 谷口直史.〔THA の基礎知識〕(1) 総論. 整形外科看護. 24 (7), 2019, 646-52.

07 膝関節装具の着脱：金属支柱付き膝装具

都留市立病院 リハビリテーション科 理学療法士　野崎健太（のざき・けんた）

はじめに

　膝関節装具は膝関節を中心に大腿部から下腿部までを覆う形状で、膝関節の動きをコントロールする装具です。軟性サポーター、金属製などの装具があり、本稿は整形外科病棟の看護師が靭帯損傷、半月板損傷などでかかわる機会が多い、金属支柱付き膝装具の着脱方法を中心に解説します。

膝関節装具の目的

・膝関節の安定性制御
・膝関節の組織保護
・膝関節の機能改善
・膝関節の疼痛軽減
・膝関節外傷後または術後の二次的損傷予防

膝関節装具の適応

・不安定性の関節障害に対して機能不全を代償する場合
・再建靭帯に対して過剰な外力から保護する場合
・膝関節外傷後または術後にギプスが装着できない場合

膝関節装具の種類

・伸展固定タイプ：膝蓋骨骨折など膝関節を伸展位に固定する場合に使用します。
・屈曲角度調整タイプ：靭帯損傷や半月板損傷など膝関節を屈曲位で保護する場合に使用します。
・サポータータイプ：固定はせずに膝関節の不安定性を軽減させる場合に使用します。

看護のポイント

　膝関節装具を過度に締めつけると動脈を圧迫して静脈還流の阻害となり、チアノーゼ、浮腫、皮膚温低下、疼痛などが出現するので、足背動脈触知などを行って末梢循環不全の徴候を観察します。

注意点

　二次的損傷の予防や機能不全の代償のために装着するので、固定性や安定性がある最低限の圧迫に注意しながら装着することが必要です。

動画でチェック！

金属支柱付き膝装具

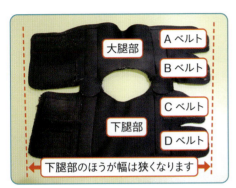
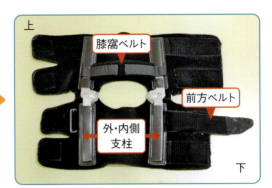

- 表面
  - Aベルトの部分に「上」とわかるように記載がある。
  - ベルトは、わかりやすいようにABCD表記されている。

- 裏面
  - 前方ベルトは下腿部の前方引き出しを防止する。
  - 膝窩ベルトは下腿部の前方ベルトのカウンターベルト。

 成功のコツ！

装着する前に汗などによる装着感が気になる場合や皮膚トラブルを予防するためにストッキネットなどを履く場合があります。

装着（付け方）の手順

 成功のコツ！

■ 装着前の確認項目
- 装具を装着する部分の皮膚の状態、疼痛の有無、循環障害の有無はどうですか？
- 装具のサイズが患者さんの下肢と合っていますか？
- 固定用ベルトは適度な伸縮性がありますか？

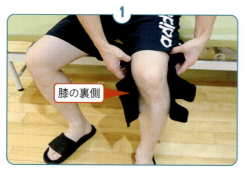

装具の上下、表裏を確認して膝の裏側から当てる。

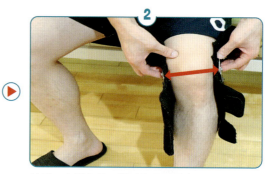

外側、内側支柱の継手部分を膝蓋骨の中央の横に合わせる。

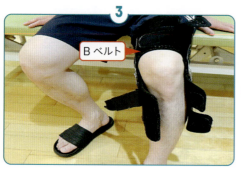

最初にBベルトを膝蓋骨の上の部分で仮どめする。

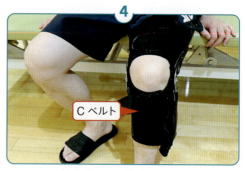

Cベルトを膝蓋骨の下の部分に沿わせてとめる。

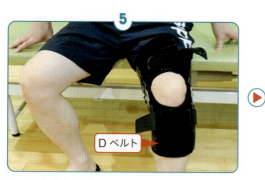

Dベルトをとめる。

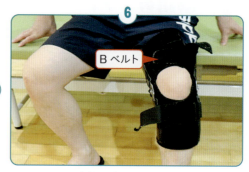

Bベルトを再度締め直す。

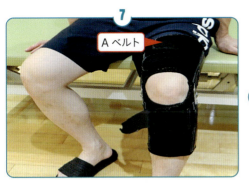
Aベルトをとめる。

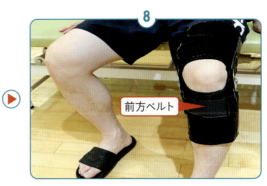
前方ベルトをしっかり締める。

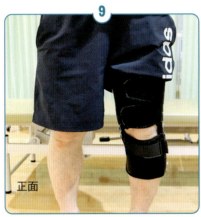
正面

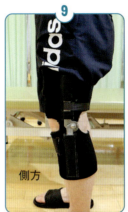
側方

装着位置が正しいこと、ベルトがしっかりとまっていることを確認する。

成功のコツ！

■ **装着後の確認項目**
- 装具の中心に膝蓋骨を合わせていますか？
- 装具にゆるみ、ずれがありませんか？
- 装具を装着した下肢に、圧迫感やしびれがありませんか？

一歩進んだ看護のワザ！

■ **装着後の注意点**
- 締めすぎによる腓骨神経麻痺に注意します。
- 入浴時、ベッド上での装具の着脱は主治医に指示を確認します。
- 装具の装着時期、除去時期は主治医に指示を確認します。

外し方の手順

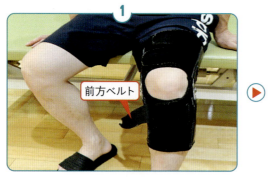
前方ベルトを外す。

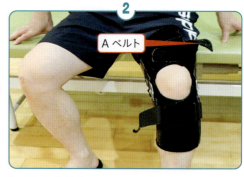
Aベルトを外す。

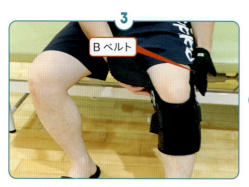
Bベルトを外す。

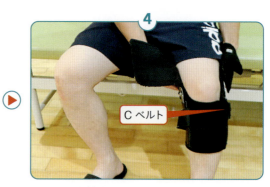
Cベルトを外す。

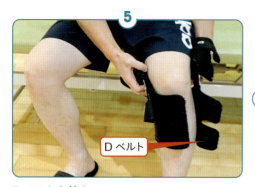
Dベルトを外す。

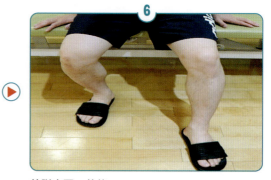
着脱完了の状態。

成功のコツ！

■ 脱着後の確認項目
- 腓骨頭周囲の圧迫による神経症状がありませんか？
- 過度な締め付けによる末梢循環不全がありませんか？
- 皮膚密着による皮膚トラブルがありませんか？

ニーブレース

膝関節術後の装具

- 軟性装具：大腿部と下腿部を覆って膝関節の動きを制限し、膝関節を固定するために装着する
- 装着目的：膝関節の固定・動揺、側方の不安定膝、反張膝、伸展筋力低下などを安静に保つため
- 対象疾患：靭帯損傷、膝蓋骨骨折、大腿骨顆部骨折、脛骨高原（プラトー）骨折など

成功のコツ！

膝関節を動かすと骨折部が転位する可能性がある膝蓋骨骨折、脛骨高原骨折などで装着することが多いです。

装着方法

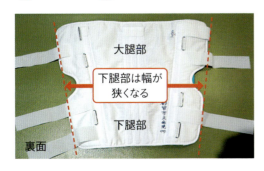

- 膝蓋骨の中央にニーブレースの中心が合うように装着する

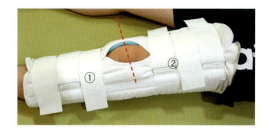

・膝下テープ①、膝上テープ②の順番で締める

ハードブレース

靭帯損傷術後の装具

・硬性装具：靭帯損傷術後に膝関節の不安定性が大きくなるために装着する
・装着目的：膝関節の屈曲と伸展の角度を制限したり、歩行時の膝関節の動揺を防止するため
・装着疾患：前十字靭帯損傷など

装着方法

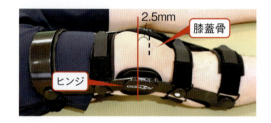

・膝関節を45°に曲げて、ヒンジの中心を膝蓋骨の上端から約2.5cm上に合わせて装着する

引用・参考文献
1) 小島薫ほか．"膝・足関節術後のリハビリテーション"．NEWはじめての整形外科看護．原俊彦監．大阪，メディカ出版，2023，114．
2) 角恵美ほか．"下肢ならではの看護技術"．いちばん使える 整形外科ならではの看護技術．萩野浩編．整形外科看護秋季増刊．大阪，メディカ出版，2020，220-3．

08 膝関節術後のベッド上リハビリテーション指導

都留市立病院 リハビリテーション科 理学療法士 **清水大輔**（しみず・だいすけ）

はじめに

　整形外科疾患において、膝関節に問題を抱え、入院・通院する患者さんが多くいます。そのなかでも変形性膝関節症は、年々増加傾向にあります。症状を有する患者さんは、国内で1,000万人、X線などで変形が見つかる患者さんは3,000万人ともいわれています。変形性膝関節症は、加齢にともない関節軟骨が摩耗することで関節が変形し、疼痛・関節可動域制限が生じる病気です。疼痛は、安静時・歩行時・立ち上がり・階段昇降時とさまざまな動作でみられます。可動域制限は、正座やしゃがみ込む動作が困難となり、日常生活が困難になります。また、膝関節の伸展制限が生じることで、歩行時に跛行（ラテラルスラスト）を呈します。

　人工膝関節全置換術（以下、TKA）のリハビリテーション（以下、リハビリ）は炎症改善・膝関節の機能向上・ADL（日常生活動作）向上を目的として行います。TKA術後の入院生活では、炎症管理や膝関節に対する、患者さんの自主トレーニングが重要となります。したがって、良好な膝関節の機能獲得には、病棟看護師の炎症管理に関する知識や自主トレーニングへの理解・協力が必要です。とくに炎症は長期化することで、リハビリにも悪影響を及ぼすため、早期に改善する必要があります。そのため、患者さんの病気を治していくうえで炎症を理解することが大切になります。

炎症とは

　炎症とは、組織が損傷された際に、修復しようとする生体の防御反応です。炎症の5大徴候として・熱感・腫脹・発赤・疼痛・機能障害があります。

　各組織の修復過程を 図1 に示します。TKAは皮膚・筋肉・骨を多く切離するため、炎症がとても強く生じます。とくに疼痛・腫脹が出現しやすく、術後早期に対処していくことが大切になります。炎症が生じた場合は、"RICE処置"といわれる、**Rest（安静）・Icing（冷却）・Compression（圧迫）・Elevation（挙上）** が行われます。組織は炎症期、増殖期、成熟・再構

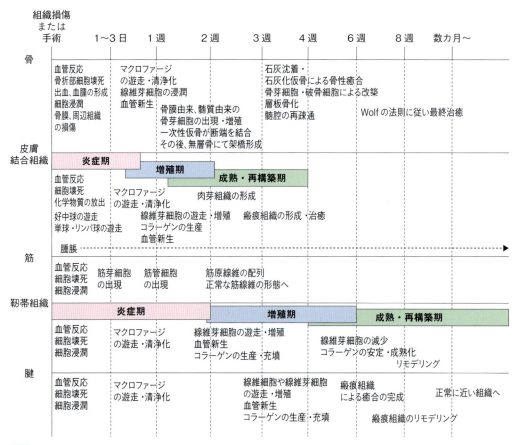

図1 各組織の修復過程（文献1より引用）

築期の順で移行していきます。TKAの影響で、皮膚・結合組織、筋肉は損傷することにより、術後2週程度は炎症が著明になります。そのため、アイシングをおもに2週間程度継続して行う必要があります。

アイシングについて

　アイシングの効果として組織の温度低下・腫脹の防止、疼痛の緩和が挙げられます。アイシングを行うことで、損傷された組織の温度が低下します。それにより、炎症物質の産生が抑制され、血管の収縮によって組織の血流量が低下し、毛細血管の透過性が低下します。したがって、腫脹の防止につながります。また、アイシングを行うことで、神経伝導速度の低下につながり痛覚を麻痺させることで疼痛の緩和につながります。

成功のコツ！

■ **術後2週は適宜アイシングを行う**

すでに述べたように術後2週はアイシングを徹底します。おもにアイスパックなどを用いて創部周囲を中心にアイシングを行う必要があります。アイシングを行う際は、患者さんの意見を聞くことが重要です。アイシングによって、循環障害を引き起こすこともあるため、疼痛が強くなる場合は、中止する必要があります。

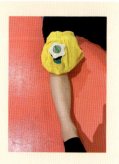

膝関節屈曲可動域の重要性

　膝関節の屈曲角度は、歩行・立ち上がり・階段昇降・しゃがみ込みなどの動作において非常に重要となります。逆に制限されることで、日常生活が困難になることを理解しておく必要があります。また、膝関節の屈曲角度が低下することで、隣接する股関節・足関節、脊椎に負担がかかり、疼痛を引き起こすことがあります。ADL遂行に必要な膝関節の屈曲可動域を 表 に示します。

表　ADL基本項目と膝関節屈曲可動域 （文献2をもとに作成）

ADL項目	膝関節屈曲可動域
立位・歩行	0〜70°
座位	90°
立ち上がり	120°
しゃがみ込み	130〜160°
正座	155〜160°
階段昇段	55°（15cm）、85°（25cm）
階段降段	80°（15cm）、105°（25cm）

写真でチェック！

膝関節屈曲の可動域訓練

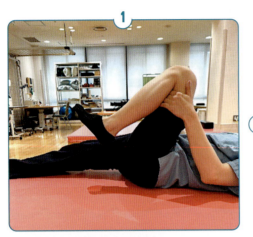

1
- 臥位での膝関節屈曲練習

臥位で下肢を持ち上げ、重力で自然に膝を屈曲していく：大腿の後面を両手で把持し、下肢を持ち上げ膝を屈曲していく。その際、脱力した状態で行うことが大切である。重力によって膝を屈曲していくため、疼痛を少なく可動域練習ができる。

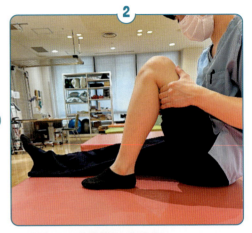

2
- 座位での膝関節屈曲練習

踵を滑らせて膝を曲げていく：長座位で、大腿の後面を両手で把持し、踵を滑らせて膝を屈曲していく。屈曲した際に、ハムストリングスの収縮を確認しながら行う。

 成功のコツ！

■ **疼痛のない範囲で行う**
TKAを施行しても、術前の状態や炎症の程度によって、関節可動域に個人差がみられます。とくに疼痛が強い患者さんに対して無理な屈曲練習を行うと、痛みを回避するために不随意的な筋収縮（防御性収縮）が生じます。防御性収縮が生じると、リハビリでも屈曲可動域の獲得に難渋するため、患者さんに指導する際は、疼痛のない範囲で行うように指導してください。

■ **看護師の理解**
手術後の患者さんは、術前のように膝が曲がるのかという不安や、膝を曲げることに対しての恐怖感などがあります。看護師は、患者さんの特徴を知り、自主トレーニングの重要性を患者さんに説明できることが必要になります。なぜ屈曲可動域が重要なのかを患者さんに説明し、自主トレーニングを促す必要があります。

膝関節周囲のモビライゼーション

　前述の 表 で示したように、術後2週以降は、肉芽組織の形成、瘢痕組織の形成・治癒が促進されるため、組織の癒着が生じます。膝蓋上嚢の柔軟性低下や膝蓋骨の可動域の低下は屈曲可動域に直結します。そのため、軟部組織の癒着予防を図ることが重要になります。リハビリを行い膝関節の可動域が向上しても、時間が経過すると可動域が元に戻ってしまうことがあります。少しでも可動域を維持するため、リハビリの時間以外でのベッド上でのモビライゼーションが大切となります。

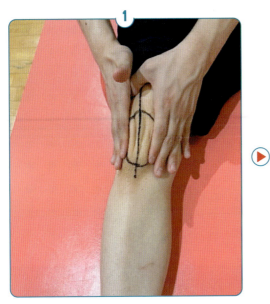

● 創部周囲の動かし方

両手で創部周囲を優しく把持し、しわを作るように皮膚を近づけていく。

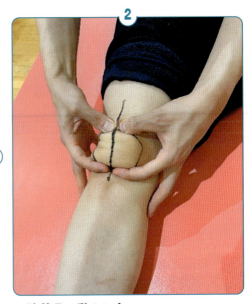

● 膝蓋骨の動かし方

膝蓋骨を両手で把持し、ゆっくり上下・左右に動かしていく。

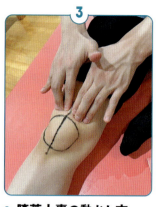 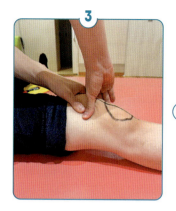 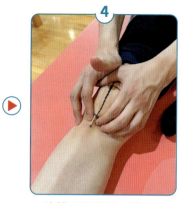

- **膝蓋上嚢の動かし方**

膝蓋骨の上端から約10cm程度の場所を上下方向に動かしたり、つまんで持ち上げたりすることで癒着予防を図る。

- **膝蓋下脂肪体の動かし方**

膝蓋骨の下（膝蓋腱）を左右から包み込み、軟らかい部分をほぐす。

成功のコツ！

■ **創部に触れる**

手術直後は、炎症が強く疼痛が出現しやすいため、創部に対して触ることへの恐怖感・抵抗感があります。創部以外の組織から触れていき、疼痛のない範囲で行う必要があります。

失敗の理由

■ **創部を離開方向にストレスを加える**

手術後間もない期間に、創部周囲を離開方向にストレスを加えることで、再度出血や滲出液を認める場合があるため、注意する必要があります。

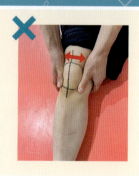

膝関節伸展可動域の重要性

　膝関節は、完全伸展位にもっとも安定します。そのため、膝関節の伸展制限が生じることで、関節の不安定性が生じ、歩行や立位の持続が困難になります。また、膝関節の屈曲位により、骨盤が後傾し、後方重心になるため、転倒リスクにもつながります。よって術後は早期的に伸展制限の除去が必要になります。

　伸展制限の原因は、筋肉・靱帯・関節包などさまざまな要因が挙げられます。ここではベッド上でできる、筋肉に対してのストレッチング方法を紹介していきたいと思います。

ハムストリングス（半膜様筋・大腿二頭筋）を伸ばす

　長座位で、膝関節伸展位にて行います。体幹を屈曲し、ハムストリングスが緊張した所で止めます 図2 。

ふくらはぎ（腓腹筋）を伸ばす

　長座位で、膝関節伸展位にて行います。タオルで足底を固定し強制的に足関節を背屈します。腓腹筋が緊張したところで止めます 図3 。

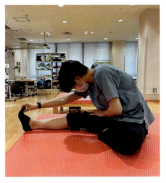

図2 ハムストリングス（半膜様筋・大腿二頭筋）のストレッチング

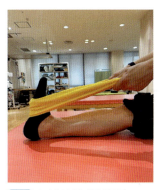

図3 ふくらはぎ（腓腹筋）のストレッチング

成功のコツ！

- **筋肉が伸張する場所で止める**

　筋肉をストレッチングする際は、反動をつけずに、30秒保持します。腰痛のある人や反対側に伸展制限のある人は、反対の下肢を曲げて行うことで、ストレッチングできます。

膝関節の伸展筋力増強運動

　変形性膝関節症が進行すると膝の内反変形（O脚）が生じることで、膝関節伸展筋群のはた

らきが悪くなります。また TKA を施行することで、術中に大腿四頭筋群の共同腱や内側広筋を切離すると、術後はさらに筋力低下を引き起こします。

　歩行や立位保持など、膝関節伸展には大腿四頭筋群（大腿直筋・中間広筋・内側広筋・外側広筋）がおもにはたらきます。また、階段降段や立ち座りなど、膝関節を屈曲位で支える際にも大きく関与してきます。そのため、膝関節の伸展筋力増強運動がとても重要で、歩行などで膝関節が最終伸展するためには、大腿四頭筋群のなかでも内側広筋を鍛えることが重要です。また運動を行う際には、膝をできるだけ伸ばしきることが必要となります。

patella setting

　長座位で実施します。膝関節屈曲位からタオルを膝窩で押し付け、膝関節を伸展位にします図4 。

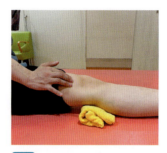

図4　patella setting

leg extension

　座位で実施します 図5 。代償動作として股関節が屈曲しないように指導します。

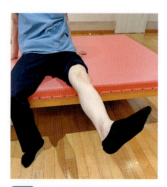

図5　leg extension

成功のコツ！

■ **大腿四頭筋の収縮を確認する**
膝関節の伸展筋力増強訓練を行う際は、ターゲットにする筋肉に収縮があるか確認する必要があります。膝関節を伸展した際に、大腿四頭筋が収縮しているかを患者さんと看護師で一緒に確認するようにしましょう。

■ **股関節の肢位を変えて有効的に鍛える**
膝関節を伸展する際に、股関節を外転・外旋位にすることで内側広筋を選択的に鍛えることができます。内側広筋を鍛えることで、歩行・立位での膝関節伸展を保持することにつながります。

■ **1日の訓練回数**
10回を1セットとし、1日3セット行うようにしましょう。炎症症状が強い時期は、patella settingを疼痛のない範囲で行うようにします。

引用・参考文献
1) 松本正知. "大腿骨近位部骨折、骨折部および周辺組織の修復過程". 骨折の機能解剖学的運動療法 その基礎から臨床まで：体幹・下肢. 青木隆明ほか監. 東京, 中外医学社, 2016, 52.
2) 橋本貴幸. "膝関節の機能解剖". 膝関節拘縮の評価と運動療法. 園部俊晴編. 川崎, 運動と医学の出版社, 2020, 15, （運動と医学の出版社の臨床家シリーズ）.
3) 林典雄ほか. "膝関節障害の評価とその解釈". 運動器疾患の機能解剖学に基づく評価と解釈：下肢編. 林典雄監. 川崎, 運動と医学の出版社, 2018, 66, （運動と医学の出版社の臨床家シリーズ）.
4) 林典雄ほか. "TKA後に生じた伏在神経障害に対する運動療法". 関節機能解剖学に基づく整形外科運動療法ナビゲーション：下肢 改訂第2版. 整形外科リハビリテーション学会編. 東京, メジカルビュー社, 2014, 181.
5) 天野顕ほか. 膝関節の術後病棟リハビリテーション. 整形外科看護. 20（9）, 2015, 36-46.

09 CPM 訓練

都留市立病院 リハビリテーション科 理学療法士 **清水大輔**（しみず・だいすけ）

はじめに

　CPM（continuous passive motion：持続的他動運動）は、関節の屈曲・伸展運動を他動的に繰り返す機器のことです。上肢に使用することもありますが、臨床場面においては、医師の指示のもと TKA（人工膝関節全置換術）術後患者に使用する機会が多いです。

　理学療法士が扱うこともありますが、リハビリ以外の時間帯で、病棟で使用することが多いため、看護師が使用方法やなぜ行うのかを理解する必要があります。

　CPM を使用するメリットとして、徒手で行うよりも支持基底面が広いため、安定した膝関節の屈曲・伸展運動が可能になります。また、可動域の範囲や速度、時間が調整可能であり、疼痛のない範囲で行うことができ、防御性収縮の予防にもつながります。

　効果として疼痛の軽減、関節可動域の改善、腫脹・浮腫の軽減、皮膚の治癒促進、不動による深部静脈血栓症の予防につながるなど、さまざまな効果が報告されています。術後の問題として、手術時の侵襲による軟部組織の癒着が挙げられます。リハビリでも術後早期より膝関節の可動域訓練を開始しますが、1 日 1 時間程度しかかかわることができません。そのため、リハビリ以外の時間帯に CPM 訓練を実施することで、リハビリの補助として活用することが可能です。

CPM（膝用 CPM スペクトラ：CPM-SP100〔酒井医療株式会社〕）

準備物品一覧

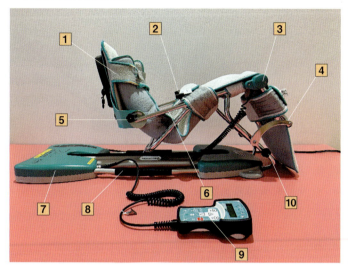
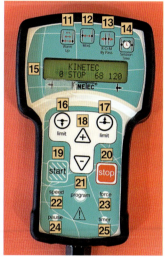

1	フットプレート
2	下腿支持固定ノブ
3	ヒンジ部
4	大腿支持部
5	フットプレート位置固定ノブ
6	下肢支持部
7	差し込み口、電源スイッチおよびヒューズ
8	運搬用取手
9	ハンドコントローラー
10	大腿支持部固定ノブ

11	ウォームアップボタン
12	モデュレーションボタン
13	バイパスボタン
14	作動時間表示ボタン
15	表示部
16	最大伸展角度設定ボタン
17	最大屈曲角度設定ボタン
18	＋、－ボタン
19	スタートボタン
20	ストップボタン
21	プログラム設定ボタン
22	スピード設定ボタン
23	フォース設定ボタン
24	ポーズ設定ボタン
25	タイマー設定ボタン

動画でチェック!

CPMの設定・手順・方法

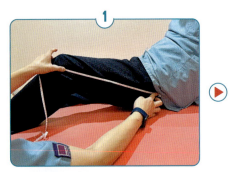

● **大腿長の測定**

CPMを設定する前に、患者さんの大腿長（大転子～大腿骨外側上顆）をメジャーで測定する。

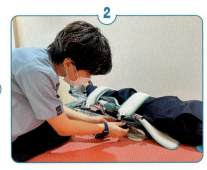
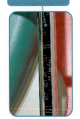

固定ノブの拡大写真

● **大腿長の調節**

・大腿支持部固定ノブを患者さんの大腿長に合わせて、下肢を機器の上に乗せる。
・大腿部を固定ベルトで締める。

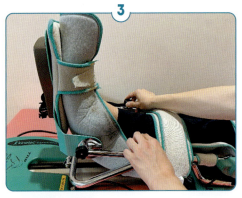

● **下腿長の調節**

・下腿支持部固定ノブを患者さんの下腿長に合わせる。
・下腿部を固定ベルトで締める。

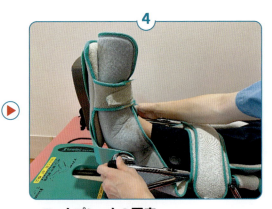

● **フットプレートの固定**

・フットプレート位置固定ノブで、患者さんの足首の角度（足関節背屈0°）に合わせて調整する。
・足関節背屈制限が生じている場合は、患者さんに合わせた角度で行う。
・踵部が落ちていないことを確認し、足部を固定ベルトで締める。

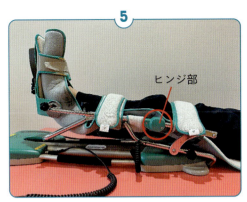

● **CPM 設置**
・CPM の電源を入れ、ハンドコントローラーの表示部が起動しているか確認する。
・ベッドで行う場合は、柵に固定し機械が動かないようにする。
・患者さんの膝関節軸（関節裂隙）とヒンジ部が合うように調節する。

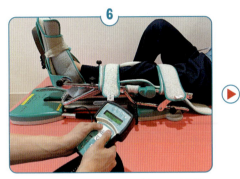

● **角度調整、スタートボタンで開始**
・医師の指示に従い、角度を設定する。
・角度設定は屈曲・伸展角度設定ボタンを押し、＋、－ボタンを押して調整する。
・はじめは、患者さんの状態（疼痛・創部の確認）、機械の動作を確認する。
・患者さんが訴える疼痛の有無に応じて角度を調節する。
・運動中に疼痛が増悪した際は、ナースコールを押すように説明する。

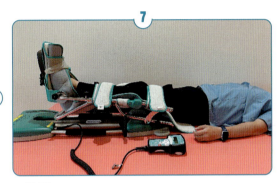

● **終了**
・膝を伸展位にした状態でストップボタンを押す。
・CPM から下肢を下ろして、患者さんの状態（疼痛の出現や創部）を確認する。
・CPM が終了したらアイシングを行う。

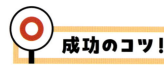 成功のコツ！

■ CPMを行う前に全身状態の確認を行う
訓練前には、必ずバイタルサイン・創部の確認を行うようにしてください。創部から出血や滲出液を認める場合には、無理に行わず主治医へ報告し、指示を仰ぎましょう。

■ 疼痛が増悪するほど過度な角度設定を行わない
CPMを行う際に、疼痛が強い患者さんに対して、無理に角度を上げることは避けてください。過度な屈曲運動を行うことで、痛みを回避しようとして防御性収縮が生じます。防御性収縮が生じることで、リハビリの妨げになることやさらなる膝関節屈曲角度の獲得が困難になります。また膝関節屈曲時に、代償として腰椎前弯を引き起こし、腰痛につながることもあります。患者さんがリラックスして実施できるような角度に設定し、徐々に角度を上げていきましょう。

■ 疾患に合わせた角度設定を行う
疾患によってCPMの角度設定が変わります。例えば、ACL（膝前十字靭帯）再建術後は膝関節の完全伸展が禁忌であり、CPMの角度が軽度屈曲位から開始するよう医師から指示が出ることがあります。疾患ごと主治医に確認してからCPMを行うようにしましょう。伸展制限がある場合は、機械の角度を屈曲させた状態で、患肢を乗せるようにしましょう。

■ なぜ行うかを理解し、患者さんに説明できるようにする
CPMは、可動域を向上させる機械ではなく、組織の癒着予防として使用することを理解することが大切です。患者さんの恐怖感・不安感を出さないためにも、上記で述べたメリットや効果を理解することが重要です。また、最初はCPMに慣れるまで長く付き添い、不安を取り除くようにしましょう。

失敗の理由（ワケ）

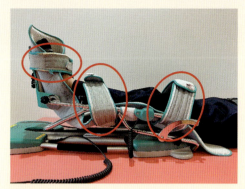

固定ベルトがゆるい
固定ベルトがゆるいと、調整した関節軸がずれてしまうため、正しい運動ができなくなります。

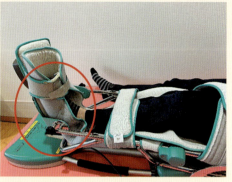

踵部がフットプレートから落ちる
運動中に踵部がフットプレートから落ちた場合はいったん中止して調整し直す必要があります。

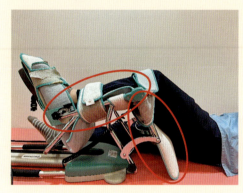

大腿長・下腿長の調整不足
大腿長・下腿長が患者さんに合っていないと、正しい膝の屈伸運動ができなくなります。メジャーで（大腿長の）長さを確認し、ヒンジ部が関節裂隙に合うようにしましょう。

引用・参考文献

1) 村上真琴．"CPM訓練"．写真でトコトン！いちばんはじめの整形外科 きほんの看護技術．萩野浩編．整形外科看護春季増刊．大阪，メディカ出版，2014，238-44．
2) 天野顕ほか．膝関節の術後病棟リハビリテーション．整形外科看護．20（9），2015，43．
3) 園部俊晴ほか．"膝前十字靭帯（ACL）断裂に対する術後のリハビリテーション"．スポーツ外傷・障害に対する術後のリハビリテーション 改訂版．内山英司監．川崎，運動と医学の出版社，2015，235-6．

10 歩行介助の看護：歩行器歩行

都留市立病院 リハビリテーション科 理学療法士　**野崎健太**（のざき・けんた）

はじめに

　脊椎疾患や下肢術後で歩行練習を行うときに使用することが多い、4つの車輪が付いたサークル型歩行器の歩行介助について解説します。歩行介助は患者さんの安静度、疼痛などの状態に合わせて、歩行動作、歩行速度、歩行距離に注意して安全な方法で行うことが大切です。

サークル型歩行器の適応

・脊椎術後、脊椎椎体骨折などの脊椎疾患
・下肢骨折術後、THA（人工股関節全置換術）後、TKA（人工膝関節全置換術）後などの一側下肢障害
・リウマチなど手指や手関節に負担をかけることができない場合
・下肢の支持性が低下している場合
・立位バランスが低下している場合
・転倒に対する恐怖心がある場合

 これはNG

両下肢障害の場合は軽く動くのでコントロールが困難となります。

> 準備物品一覧

サークル型歩行器

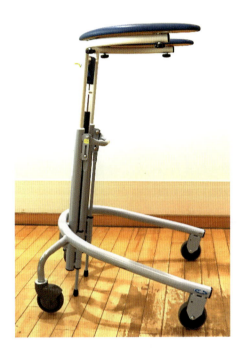

プラス面
- 安定性、操作性がよい
- 肘から前腕で支えるため軽く動く
- 段差がなく平らで廊下幅がある場合に使用できる

マイナス面
- 大きいため狭い場所が使いづらい
- 前輪を浮かして段差を越えることが困難
- 屋外は使いづらい

成功のコツ！

腰椎疾患は、腰部にかかる負担を車椅子より改善できる場合があります。

写真でチェック！

サークル型歩行器の使用法

- 使用する前に適切な高さに調整する
- 正しい姿勢を保持して安全に歩行できるように調整する
- 止まるときは、転倒などを防止するために車輪をロックする

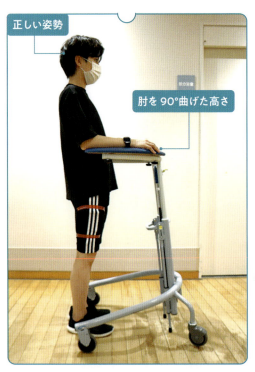
正しい姿勢
肘を90°曲げた高さ

成功のコツ！

両肘から前腕で体重を支えるように指導します。

● **サークル型歩行器の合わせ方**
- 視線は進行方向に向ける
- 肘置きマットは肘を90°曲げた高さに調整する
- 背部は伸ばす
- 股関節は伸ばす

失敗の理由（ワケ）

■ 悪い姿勢

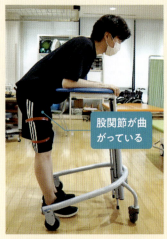
股関節が曲がっている

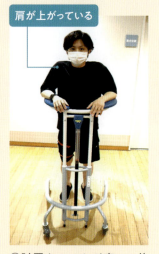
肩が上がっている

①肘置きマットが低い：前傾姿勢になる　　②肘置きマットが高い：体重支持が困難になる

■ 悪い歩行

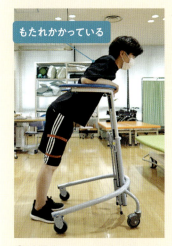

・肘置きマットにもたれかかって歩行する患者さんを見かけたら、正しい姿勢に指導します。
・下肢の支持性を高めるために、身体を起こして下肢へ荷重を促しながら歩行します。
・歩行時、前方に重心をかけすぎると加速するので注意して進むように指導します。

①肘置きマットにもたれかかっている患者さんに多い

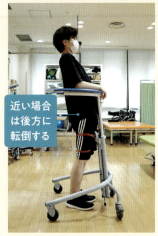
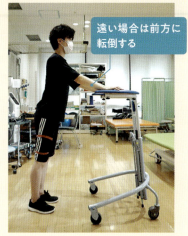

②サークル型歩行器と身体の距離が近い、または遠い場合：近い場合は後方に重心がかかり、遠い場合は前方に重心がかかる

・歩行時、身体との距離が近すぎず、遠すぎない適度な歩幅で進むように指導します。

介助者の位置（右下肢が患肢の場合）

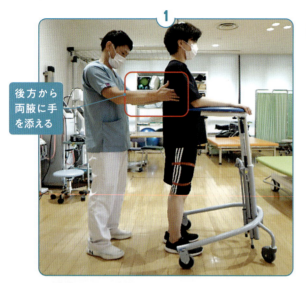

後方から両腋に手を添える

成功のコツ！

患者さんの歩幅、歩調、歩行速度に合わせて介助して転倒やふらつきに備えます。

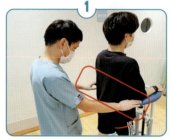

- **後方からの介助**

介助者は患者さんの後方から両腋に手を添えて介助する。

- **前方へ押し出す力が弱い場合**

介助者が後方から肘置きマットに両手を添えてサークル型歩行器をコントロールする。

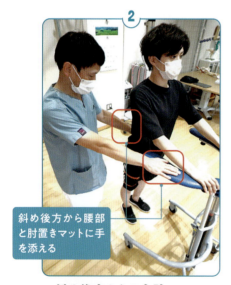

斜め後方から腰部と肘置きマットに手を添える

成功のコツ！

介助者は患肢側からサークル型歩行器のスピードと方向性をコントロールします。

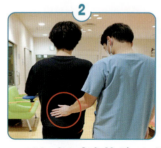

- **斜め後方からの介助**

介助者は患肢側に立ち、斜め後方から腰部と肘置きマットに手を添えて介助する。

- **スピードと方向性がコントロールできている場合**

斜め後方から腰部に手を添える。

一歩進んだ 看護の**ワザ**!

■ **サークル型歩行器のコントロールが困難な場合**
前脚部に砂袋などをつけて重くすることがあります。

サークル型歩行器の歩行介助（右下肢が患肢の場合）

歩き方①：恐怖心がある場合、疼痛が強い場合

「サークル型歩行器」→「患側下肢」→「健側下肢」の順番に前に出します。

歩き方②：患側下肢の支持性が低い場合、患側下肢に十分に荷重できない場合

「サークル型歩行器＋患側下肢」→「健側下肢」の順番に前に出します。
・介助者：後方から腋窩に手を添えて、下肢は患者さんの下肢に合わせて動かします 図1 。
・注意点：健側下肢は、患側下肢より手前または揃えます 図2 。

歩き方③：下肢の支持性が高い場合、患側下肢に十分に荷重できる場合

「サークル型歩行器＋患側下肢」→「サークル型歩行器＋健側下肢」の順番に前に出ます。
・介助者：斜め後方から腰部と肘置きマットに手を添え、下肢は患者さんの下肢に合わせて動かします 図3 。
・注意点：高齢者は重心が後方にある場合、サークル型歩行器を前方へ押し出す力が弱いです 図4 。

5章 下肢の看護技術

整形外科看護 2024 冬季増刊 **213**

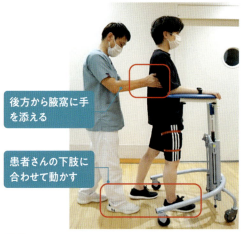

図1 患側下肢の支持性が低い場合、患側下肢に十分に荷重できない場合の介助

（吹き出し）後方から腋窩に手を添える
（吹き出し）患者さんの下肢に合わせて動かす

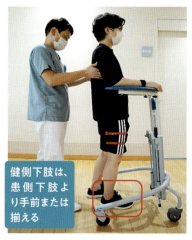

図2 患側下肢の支持性が低い場合、患側下肢に十分に荷重できない場合の注意点

（吹き出し）健側下肢は、患側下肢より手前または揃える

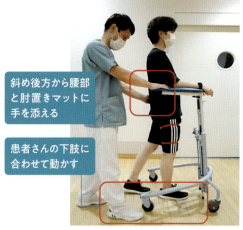

図3 下肢の支持性が高い場合、患側下肢に十分に荷重できる場合の介助

（吹き出し）斜め後方から腰部と肘置きマットに手を添える
（吹き出し）患者さんの下肢に合わせて動かす

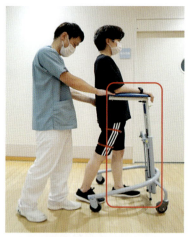

図4 下肢の支持性が高い場合、患側下肢に十分に荷重できる場合は歩行器を前に押し出すのを介助する

成功のコツ！

介助者の下肢は、患者さんの下肢に合わせて動かします。

引用・参考文献
1） 大重匡ほか．"リハビリテーション支援機器"．日常生活活動（ADL）．千住秀明編．神戸，神陵文庫，1999，97-8，（理学療法学テキスト，5）．
2） 角恵美ほか．"下肢ならではの看護技術"．いちばん使える 整形外科ならではの看護技術．萩野浩編．整形外科看護秋季増刊．大阪，メディカ出版，2020，239-42．

11 歩行介助の看護： 松葉杖歩行

都留市立病院 リハビリテーション科 理学療法士 **野崎健太** (のざき・けんた)

はじめに

　下肢骨折、下肢術後、関節炎の荷重制限、腫脹や疼痛が強い時期に病態の悪化予防や荷重をかけ過ぎないために使用する松葉杖の歩行介助について解説します。歩行介助は患者さんの安静度、疼痛などの状態に合わせて、歩行動作、歩行速度、歩行距離に注意して安全な方法で行うことが大切です。

松葉杖の目的

- ・下肢支持性の代償や補助として使用する。
- ・免荷または部分荷重で患側下肢の疼痛を軽減する。
- ・免荷または部分荷重で患側下肢の荷重を調整する。
- ・体重を支持してバランスをとり、歩行効率を高める。

松葉杖の適応

- ・体幹バランスや下肢支持性が低い場合に使用する。
- ・免荷から部分荷重まで荷重量に合わせて使用できる。
- ・屋外、階段、段差などに制限がなく使用できる。

松葉杖の使用法

- ・松葉杖は、上腕部と側胸部で腋を締め、握り（グリップ）と2点で支持する 図1 。

5章

下肢の看護技術

整形外科看護 2024 冬季増刊　215

- 両松葉杖（2本）、片松葉杖（1本）で使用する。

特徴

- 杖より支持性と安定性が高い

看護のポイント

- 腋を締めて上肢全体で体重を支えるように指導する

荷重量に対する松葉杖の本数

- 免荷：両松葉杖（2本）
- 1／3部分荷重、1／2部分荷重：両松葉杖（2本）
- 2／3部分荷重：片松葉杖（1本）
- 全荷重：松葉杖なし

注意点

- 全荷重で患側下肢に十分に荷重できない場合は片松葉杖を使用する

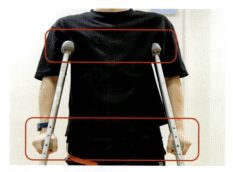

図1 松葉杖の使用法

松葉杖の合わせ方 図2

長さの決め方

- 腋窩から2〜3横指下の位置
- 便法（一般成人）：身長− 41cm

握り（グリップ）の高さの決め方

- 肘が20〜30°曲がる高さに調整する
- 手の位置が大転子の高さを目安にする

松葉杖の杖先の位置

- 小趾（第5趾）から前方に15cm、外側に15cmの位置に杖先を置く

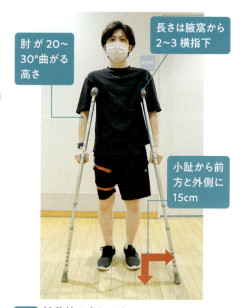

図2 松葉杖の合わせ方

失敗の理由（ワケ）

■ 松葉杖の悪い姿勢
①腋窩でぶら下がって、前のめりとなっている場合
②松葉杖を大きく広げすぎて、腋がゆるんでいる場合

患者さんの体型や姿勢に合わせて松葉杖を調整します。

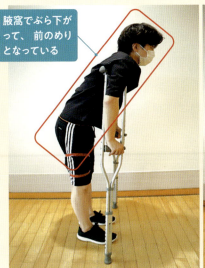

腋窩でぶら下がって、前のめりとなっている

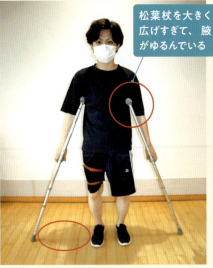

松葉杖を大きく広げすぎて、腋がゆるんでいる

写真でチェック！

介助者の位置

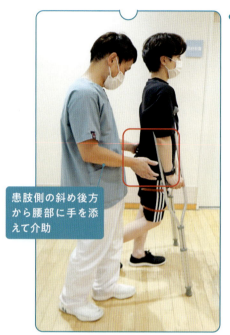

患肢側の斜め後方から腰部に手を添えて介助

- **両松葉杖の介助位置**※右下肢が患肢
- 介助者：患肢側の斜め後方から腰部に手を添えて介助する。
- 注意点：免荷歩行はバランスを崩しやすいので、前後への転倒に備えて両手で支えられるように介助する。

成功のコツ！
前後への転倒やふらつく可能性に備えて介助します。

失敗の理由(ワケ)
スリッパなど踵がない靴は脱げやすく、滑るため転倒しやすいです。

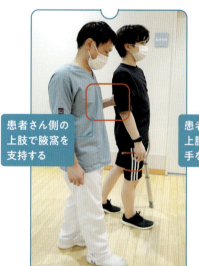

患者さん側の上肢で腋窩を支持する

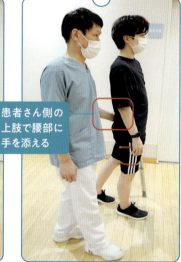

患者さん側の上肢で腰部に手を添える

- **片松葉杖の介助位置**※**右下肢が患肢**
- 介助者：患肢側の側方から腋窩支持または腰部に手を添える。
- 注意点：松葉杖は健肢側の上肢で持つように指導する。

成功のコツ！
患肢側への転倒やふらつく可能性に備えて介助します。

松葉杖の歩行介助

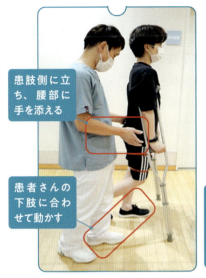

患肢側に立ち、腰部に手を添える

患者さんの下肢に合わせて動かす

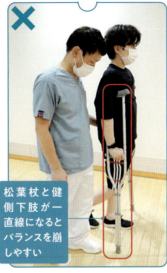

松葉杖と健側下肢が一直線になるとバランスを崩しやすい

- 両松葉杖歩行①免荷歩行（2動作歩行）
  ※右下肢が患肢

2動作歩行

「健側下肢で立ち松葉杖を前に出します」→「患側下肢を前に出します」

- 介助者：患肢側に立ち、腰部に手を添え、下肢は患者さんの下肢に合わせて動かす。
- 注意点：松葉杖と健側下肢が一直線になるとバランスを崩しやすい。

 成功のコツ！

- 慣れない場合、松葉杖より健側下肢を前に出さないように指導します。
- 慣れてきた場合、松葉杖より健側下肢を前に出すように指導します。

 失敗の理由（ワケ）

腋窩の圧迫が強くなると腋窩の血管や神経を圧迫してしびれや麻痺が出現します（腋窩神経障害）。

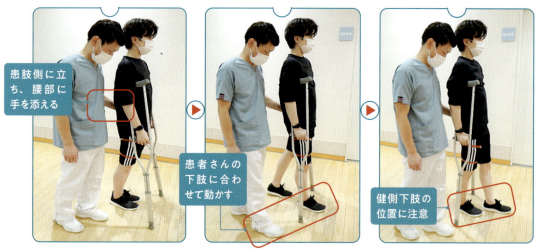

- **両松葉杖歩行②部分荷重歩行（3動作歩行、2動作歩行）※右下肢が患肢**

・介助者：患肢側に立ち、腰部に手を添え、下肢は患者さんの下肢に合わせて動かす。

3動作歩行：患側下肢に十分に荷重できない場合、動作が安定しない場合

「両下肢で立ち松葉杖を前に出します」→「患側下肢を前に出します」→「健側下肢を前に出します」

・注意点：健側下肢は、松葉杖と患側下肢より手前または揃える。

2動作歩行：動作が安定して慣れてきた場合

「両下肢で立ち松葉杖と患側下肢を前に出します」→「健側下肢を前に出します」

・注意点：健側下肢は、松葉杖と患側下肢より手前または揃える。

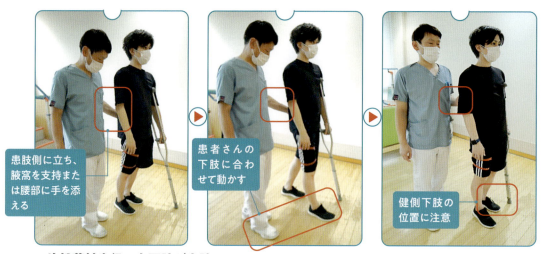

- **片松葉杖歩行※右下肢が患肢**

3動作歩行：患側下肢に十分に荷重できない場合、動作が安定しない場合

「松葉杖を前に出します」→「患側下肢を前に出します」→「健側下肢を前に出します」

・介助者：患肢側に立ち、腋窩支持または腰部に手を添えて、下肢は患者さんの下肢に合わせて動かす。

・注意点：健側下肢は、松葉杖と患側下肢より手前または揃える。

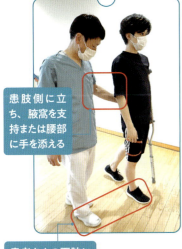
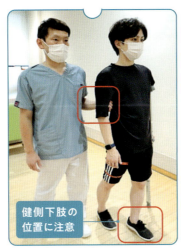

患肢側に立ち、腋窩を支持または腰部に手を添える

患者さんの下肢に合わせて動かす

健側下肢の位置に注意

2動作歩行：動作が安定して慣れてきた場合

「松葉杖＋患側下肢を前に出す」→「健側下肢を前に出す」

・介助者：患肢側に立ち、腋窩支持または腰部に手を添えて、下肢は患者さんの下肢に合わせて動かす。

・注意点：健側下肢は、松葉杖と患側下肢より手前または揃える。

引用・参考文献
1) 石井利幸ほか．"介助方法と練習指導：応用編（脳卒中，脊髄損傷以外の疾患）"．ADL．柴喜崇編．東京，羊土社，2015，297-9，（PT・OTビジュアルテキスト）．
2) 角恵美ほか．"下肢ならではの看護技術"．いちばん使える 整形外科ならではの看護技術．萩野浩編．整形外科看護秋季増刊．大阪，メディカ出版，2020，244-9．

索 引

▶ A～Z

ACL	206
ADL	74, 91, 127, 135, 139, 157, 181, 193, 195
AST	73
CPK	73
CPM	202-207
CRT	49, 134
DVT	10, 17, 9
FRS	1461
GCS	107-109
GVHD	26, 27
HIV	26
JCS	107
LDH	73
leg extension	200
MDRPU（MDRPI）	140
MMT	107-109
NPWTi-d	65
NRS	41, 146
passive stretch pain	73
patella setting	200, 201
PCA	43
PTE	10, 91
RICE 処置	193
THA	150, 151, 157, 158, 165, 169, 173, 175, 176, 181, 182, 208
TKA	179, 193, 194, 196, 200, 202, 208
VAS	41, 146
VTE	91
WBP	64

▶ あ行

アイシング	193, 194, 206
悪心・嘔吐	39, 40, 42, 94, 106, 107
アジミ体操	107, 108
医療関連機器褥瘡	140
オピオイド	38-40

▶ か行

改訂水飲みテスト	94, 95, 97
肩関節脱臼	112, 113, 122
関節可動域	140, 193, 196, 202
鏡視下バンカート修復術	123
局所麻酔薬	37-39, 41
起立性低血圧	91, 92
筋区画	71, 73, 74
グラスゴー・コーマ・スケール	107, 108
クレアチニンフォスフォキナーゼ	73
脛骨高原骨折	191
頚椎カラー	76, 79, 88, 96, 102, 103
腱板断裂	112
硬膜外血腫	38-41, 105, 107, 109
硬膜外膿瘍	38-40
誤嚥性肺炎	97
呼吸抑制	38-40

▶ さ行

嗄声	94, 95, 97
自己調節鎮痛法	43
自助具	95, 96, 135, 136, 158, 160, 162
持続的他動運動	202
膝蓋骨骨折	186, 191
ジャパン・コーマ・スケール	107

静脈血栓塞栓症 ………………………… 91
侵害受容性疼痛 ………………… 147, 148
神経障害性疼痛 …………………… 147
人工股関節全置換術 ……… 150, 157, 165, 169,
　　175, 181, 208
人工膝関節全置換術 ……… 179, 193, 202, 208
靭帯損傷 ……………… 185, 186, 191, 192
深部静脈血栓症 ……………… 10, 17, 91, 202
髄液漏 …………………………… 105-108
頭蓋内圧 ……………………… 38, 106
脊髄神経 ……………………… 37, 38
創外固定 ……………… 59, 61, 62, 130
掻痒感 ……………………… 39, 49
阻血性拘縮 ……………………… 73

▶ た行

大凝集塊 ……………………… 35, 36
体性痛 ……………………………… 147
大腿骨顆部骨折 ……………………… 191
脱臼危険肢位 … 150, 157, 158, 160, 165, 181
脱健着患の原則 ……………………… 123
中間位 …………… 49, 52, 79, 88, 90, 152-155
痛覚変調性疼痛 ………………… 147, 148
デブリードマン ………………… 64, 66, 67
徒手筋力検査 ……………………… 107

▶ な行

内臓痛 ……………………………… 147
肉芽 ……………………… 64, 67, 194, 197
日常生活動作 ……………… 91, 135, 193
乳酸脱水素酵素 ……………………… 73

▶ は行

肺塞栓血栓症 …………………… 10, 91
跛行 ……………………………… 193
パッシブストレッチテスト …………… 73
反回神経麻痺 ……………………… 94, 95
半月板損傷 ………………… 185, 186
腓骨神経麻痺 … 11, 49, 53, 56, 58, 156, 189
膝前十字靭帯 ……………………… 206
フォルクマン拘縮 ……………………… 73
プラトー（骨折） ………………… 191
変形性股関節症 ……………… 26, 193, 199
変形性膝関節症 ……………… 26, 193, 199
蜂窩織炎 ……………………… 10, 17
防御性収縮 …………… 196, 202, 206

▶ ま行

マクロアグリゲート ……………………… 35
ミオグロビン尿 ……………………… 73
免荷 ……………… 180, 215, 216, 218, 219
モビライゼーション ……………… 197

▶ ら行

ラテラルスラスト ……………………… 193
リウマチ ……………………… 148, 208
良肢位 ……… 47-49, 126, 140, 142, 155, 156

読者の皆さまへ

●増刊のご感想・ご提案をお待ちしています

このたびは本増刊をご購読いただき、誠にありがとうございました。

編集室では、今後いっそう皆様のお役に立てる増刊の刊行を目指してまいります。本書に関するご感想やご提案等がございましたら、ぜひ編集室までお寄せください。

●ご送付先

〒 532-8588　大阪市淀川区宮原 3-4-30 ニッセイ新大阪ビル 16F

株式会社メディカ出版　整形外科看護編集室

E-mail：seikeigeka@medica.co.jp　FAX：06-6398-5068/5071

●整形外科看護誌へのご投稿など

月刊誌・整形外科看護では、常時皆様からのご投稿やご質問、ご感想などをお待ちしております。詳しくは整形外科看護誌をご覧ください。

整形外科看護　2024 年冬季増刊（通巻 383 号）

細かい手順は動画で確認！

整形外科の看護技術 成功のコツ・NG の理由

2024 年 12 月 10 日 発行	監　修	小山友里江 / 小林充弘
	発行人	長谷川 翔
	編集担当	上田真之 / 渥美史生 / 福井悠也 / 詫間大悟
	発行所	株式会社メディカ出版
		〒 532-8588　大阪市淀川区宮原 3-4-30
		ニッセイ新大阪ビル 16F
	編　集　　　　TEL　06-6398-5048
	お客様センター　TEL　0120-276-115
	広告窓口／総広告代理店 株式会社メディカ・アド
	TEL　03-5776-1853
	e-mail　seikeigeka@medica.co.jp
	URL　https://www.medica.co.jp/
	編集協力	瀧本真弓／一居久美子
	デザイン	HON DESIGN
	イラスト	福井典子／はやしろみ
	組　版	株式会社明昌堂
定価（本体 4,000 円＋税）	印刷製本	株式会社シナノ パブリッシング プレス

・無断転載を禁ず。

・乱丁・落丁がありましたら、お取り替えいたします。

・本誌に掲載する著作物の複製権・翻訳権・翻案権・上映権・譲渡権・公衆送信権（送信可能化権を含む）は株式会社メディカ出版が保有します。

・JCOPY 〈（社）出版者著作権管理機構 委託出版物〉
本書の無断複写は著作権法上での例外を除き禁じられています。複写される場合は、そのつど事前に、（社）出版者著作権管理機構（電話 03-5244-5088、FAX 03-5244-5089、e-mail：info@jcopy.or.jp）の許諾を得てください。

Printed and bound in Japan　ISBN978-4-8404-8347-6

HEART nursing 2024年 冬季増刊

イラスト・写真で
わかる！
CE・Dr・Nsが
事例とQ&Aで解説！

ナースのために
みんなで教える

補助循環

もう怖くない
- IABP
- V-A ECMO
- Impella
- VAD

[編集]
井澤英夫
藤田医科大学医学部
循環器内科学 講座教授

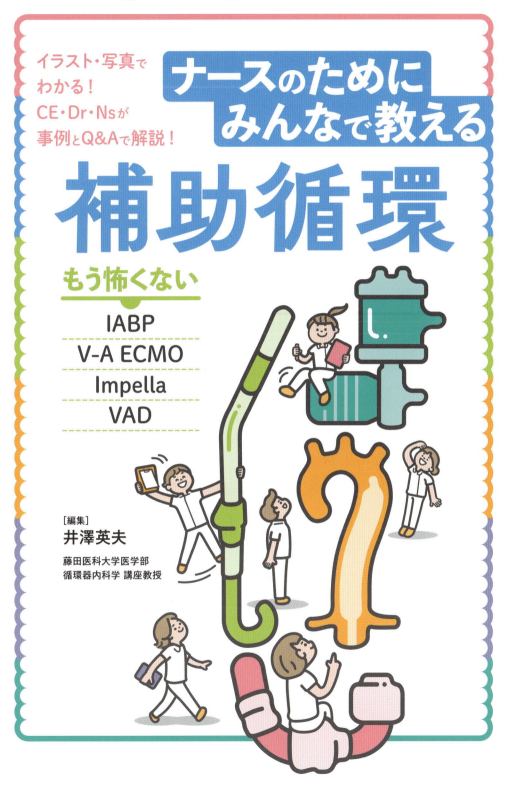

メディカ出版